Margit Müller-Frahling

Schlank werden und bleiben

Schüßler-Salze
Aufbruch in ein leichteres Leben

W0194320

■ LINGEN

Inhalt

2

Inhalt

Wichtiger Hinweis: Störungen, die plötzliche und heftige Beschwerden verursachen oder länger anhalten, ebenso psychische Erkrankungen, müssen medizinisch abgeklärt und fachkundig begleitet werden! Suchen Sie auf jeden Fall im Zweifel Ihren Arzt oder Heilpraktiker auf.

Geleitwort

Laut der Weltgesundheitsorganisation (WHO) sterben weltweit mehr Menschen an den Folgen von Überernährung als durch Verhungern. Die Häufigkeit von Übergewicht und Fettleibigkeit (Adipositas) hat in den letzten Jahrzehnten in allen Bevölkerungsschichten und Altersgruppen stetig zugenommen.

Ein erhöhtes Körpergewicht resultiert aus einer Kombination von Umwelt-, Lebensstil- und genetischen Faktoren. Neueste Forschungsergebnisse deuten darauf hin, dass Lebensumstände die Expression von Genen beeinflussen können, dass also Erbanlagen aktiviert werden, z.b. für die Entstehung von Bluthochdruck, Diabetes und Krebserkrankungen. Auch scheint der Ernährungszustand einer schwangeren Frau Einfluss auf die Freischaltung bestimmter Gene beim ungeborenen Kind zu haben und somit potenziell spätere Erkrankungen des Kindes auszulösen. Übergewicht und Adipositas gehen also mit einem erhöhten Erkrankungs- und sogar Sterberisiko einher. Körperfett ist keine „träge Masse". Es ist, zumindest stoffwechselbezogen, ein hochaktives Gewebe. Insbesondere im Bauchfett werden eine Vielzahl von Botenstoffen produziert, Hormone und Proteine, die in das Gleichgewicht anderer Organsysteme eingreifen. Dadurch wird z.B. die Insulinfreisetzung der Bauchspeicheldrüse beeinflusst, und ein Diabetes kann ausgelöst werden. Die Steuerungshormone der Hirnanhangsdrüse, die u.a. den weiblichen Zyklus regulieren, können beeinträchtigt werden. Es resultieren Zyklusstörungen bis hin zu Unfruchtbarkeit. Analog kann es bei Männern zu Potenzstörungen, Zeugungsunfähigkeit und Muskelabbau kommen. Andere Botenstoffe fördern die Entstehung von Bluthochdruck, Asthma, Arthrosen, Schlafapnoe und Krebserkrankungen, wie etwa Dickdarmkrebs, Gebärmutterschleimhautkrebs und Brustkrebs.

Die gebräuchlichste Quantifizierung der Fettleibigkeit ist der sogenannte Body-Mass-Index (BMI). Er wird errechnet, indem man das Körpergewicht in Kilogramm durch die Körperlänge in Metern zum Quadrat teilt (kg/m²). Ziel eines gesunden Lebensstils sollte ein BMI von 18,5–24,9 (Normalgewicht) sein.

Auch wenn Fettgewebe keine „träge Masse" ist, macht sie uns körperlich und oft auch geistig träge.

Kategorien für den BMI (in kg/m²)	
Untergewicht	< 18,5
Normalgewicht	18,5–24,9
Übergewicht	25,0–29,9
Adipositas Grad I	30,0–34,9
Adipositas Grad II	35,0–39,9
Adipositas Grad III	> 39,9

Viele übergewichtige Menschen leiden an Minderwertigkeitsgefühlen und vermehrt an Depressionen. Also kann die Devise nur lauten: „Ran an den Speck!" Denn so ergibt sich ein besseres Körpergefühl und eine deutlich gesteigerte Gesundheit. Eine gesunde, vollwertige, dem Energiebedarf angepasste Ernährung und ausreichend Bewegung führen zum Ziel. Wichtig ist, sich realistische Ziele zu setzen, keine drastischen Diäten durchzuführen und dauerhaft die Lebensgewohnheiten zu verändern. Niemand sollte sich schämen, wenn er für sich feststellt, dass er Hilfe braucht, da die Ziele zwar klar definiert, aber dennoch nicht leicht erreichbar sind.

Es kann Unterstützung erforderlich sein, durch einen Arzt, Heilpraktiker, Homöopathen, Physiotherapeuten, Ernährungsberater und/oder Psychologen. Begleitend können ergänzende Verfahren wie Akupunktur und die Verwendung von Homöopathie und Schüßler-Salzen sein. Diese ergänzenden Verfahren sind sogenannte Ordnungstherapien, die die Selbstheilungskräfte des Körpers aktivieren können.

So simpel das Thema Übergewicht wirkt, so komplex sind die Zusammenhänge, wenn es um die Gesundheit geht. Daher können, individuell für jeden Menschen, unterschiedliche Vorgehensweisen erforderlich sein.

Ich bin sicher, dass das vorliegende Buch ein wertvoller Begleiter auf dem Weg in ein leichteres Leben sein wird und wünsche allen Lesern dabei viel Erfolg mit der Biochemie nach Dr. Schüßler.

Ihre Dr. med. Claudia Brink
Fachärztin für Frauenheilkunde und Allgemeinmedizin

Vorwort

Liebe Leserinnen und Leser,

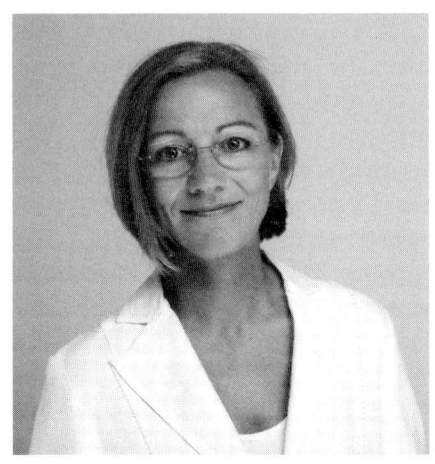

wenn Sie dieses Buch in Ihren Händen halten, dann sind Sie bereits im „Aufbruch in ein leichteres Leben". Hierbei sollen Ihnen die Schüßler-Salze Hilfe und Stütze sein. Schüßler-Salze haben ihren festen Platz in vielen Hausapotheken erobert. Ich bekomme viele Zuschriften von Anwenderinnen und Anwendern, die mir begeistert von ihren guten Erfahrungen mit der Anwendung der Schüßler-Salze berichten. Viele beschreiben sogar eine positive Veränderung ihrer gesamten Lebensqualität, die seit der Anwendung der Schüßler-Salze für sie erfahrbar ist.

Ich selber habe meine Lebensqualität mit den Schüßler-Salzen enorm steigern können. Dazu habe ich in den Büchern „Im-Puls des Lebens" und „Schüßler-Salze für seelisches Wohlbefinden", die ebenfalls im Lingen Verlag erschienen sind, ausführlich geschrieben.

Dabei wird deutlich: Veränderung ist ein Prozess! Es stellen sich neue Herausforderungen und Fragen. In den letzten Jahren wurde ich häufig gebeten, zu dem Thema „Abnehmen mit Schüßler-Salzen" zu schreiben oder wenigstens Tipps zu geben. Das stellte für mich eine große Herausforderung dar, denn die Schüßler-Salze sind keine Wunder-Abnehmpillen. Doch gemeinsam mit der Heilpraktikerin für Psychotherapie

Beatrix Schulte habe ich mit dem vorliegenden Buch ein ganzheitliches Konzept erarbeitet, das nicht nur auf der körperlichen Ebene ansetzt, sondern auch auf der seelisch-geistigen und somit ein einzigartiges Abnehm-Coaching beinhaltet.

Mein herzlicher Dank gilt auch den Frauen, die uns ihre persönlichen Erlebnisse zur Verfügung gestellt haben.

Ich wünsche Ihnen, dass Ihnen diese Erfahrungen Mut machen – auf dem Weg in ein leichteres Leben!

Sundern, im Februar 2011

Ihre Margit Müller-Frahling

Einleitung

Schon wieder ein Diät-Buch? Mit einer weiteren Diät, die Hoffnungen weckt, man könne nach einer gewissen Diätzeit für immer schlank werden – und glücklich? Weit gefehlt! Denn das Wort Diät bedeutet weitaus mehr als einfach nur, weniger zu essen. Während man in unserer Zeit unter Diätetik die Ernährungslehre versteht, bezeichnete man damit ursprünglich die Gesamtheitslehre des Lebens (lat. *diaeta* „geregelte Lebensweise", griech. *diaita* „Lebensart"). Die antike Diaita war auf ein Gleichmaß ausgerichtet, auf eine Ordnung des Lebens, die sich an den *sex res non naturales* und ihrer Beachtung festmachen ließ: an Licht und Luft, Speis und Trank, Arbeit und Ruhe, Schlafen und Wachen, Ausscheidungen und Absonderungen sowie den Zuständen des Gemüts. *Sed ego diaetā curare incipio*, „durch gelinde Maßnahmen" soll eine Umstimmung des Menschen gelingen. Das steht im Widerspruch zu den modernen „Blitzdiäten", die kurzfristig Erfolg versprechen und sich langfristig als Bumerang erweisen. Nach dem Zweiten Weltkrieg ließ man Kriegsgefangene, bei denen das Essen nicht ansetzte, derartige Diäten machen. So sollte „das System wieder anspringen" und der Körper Fett ansetzen. Heute soll die gleiche Methode dem Abnehmen dienen, also genau dem Gegenteil. Wir sollten uns auf die Idee einer Diät als Neuorientierung in der Lebensweise besinnen. Hierauf soll der Schwerpunkt dieses Buches liegen. Denn das Gewicht der Menschen ist ein ge-wichtiges Thema. Das Problem Übergewicht hat in den letzten zwei Jahrzehnten extrem zugenommen. Nach Angaben des Statistischen Bundesamtes sind in Deutschland mehr als ein Drittel der Erwachsenen übergewichtig. Die Zahl der übergewichtigen Kinder und Jugendlichen schätzt die Deutsche Gesellschaft für Medizin in einer Presseerklärung vom 6. Oktober 2010 sogar auf etwa 1,9 Millionen. Das hat nicht nur Stoffwechselstörungen zur Folge. Gerade dicke Kinder leiden auch unter den psychosozialen Folgen.

Ist Übergewicht Schicksal? Eine junge Wissenschaft, die Nutrigenomik, beschäftigt sich mit den Zusammenhängen zwischen der Ernährung und den Genen. Neben Bewegungsmangel, verschiedenen psychosozialen Einflüssen und Essgewohnheiten stellt sie die Erbanlagen in den Mittelpunkt. Diese steuern Essverhalten, Appetit, die Nährstoffaufnahme im Darm, die Körpertemperatur und vieles mehr. Diesen Erkenntnissen zum Trotz sind Übergewichtige extremen Beurteilungen anderer ausgesetzt. Da heißt es dann schon mal: „Die sollten einfach weniger essen, dann wären sie auch dünn." Menschen – egal ob dick oder dünn – essen, bis sie satt sind. Vielen Übergewichtigen wird unterstellt, sie würden sich förmlich überfressen, bis sie dick seien. Welch verachtendes Menschenbild verbirgt sich dahinter!

Übergewichtige leiden daher nicht nur an ihrem Übergewicht, sondern vor allem an den Reaktionen ihrer Umwelt. Sie haben oft Angst vorm Essen, können nicht mehr genießen und hassen ihren Körper. Und obwohl jeden Tag neue Super-Diäten und Anweisungen, schlaue Ernährungstipps und Pülverchen zum Abnehmen auf den Markt kommen, haben diese Abspeckmaßnahmen keinen oder kaum Erfolg. Was ist daran falsch? Der Mensch oder die Theorie?

Übergewicht ist das Ergebnis eines Zusammenspiels vieler Faktoren. Unsere Medien-, Freizeit- und Arbeitswelt schwächt die Beine und stärkt den Bauch. Das Überangebot an energiereicher (vitalstoffarmer) Nahrung zwingt zu Entscheidungen. Die erste dieser Entscheidungen ist, sich auf einen Veränderungsprozess einzulassen. Aktionen und Maßnahmen, die auf eine langfristige begleitete Umstellung und damit verbundene Gewichtsreduktion setzen, haben eindeutig die nachhaltigeren Erfolge. Die zweite Entscheidung ist, sich von einem schweren Leben zu verabschieden und bewusst leicht werden zu wollen. *Leichter werden* ist ein Prozess. Leichter werden braucht Geduld, Unterstützung und Nachsicht.

In diesem Sinne versteht sich dieses Buch als Unterstützung hin zu einer leichten, gesunden und freien Lebensweise. Wir wünschen Ihnen Freude und Erfolg dabei!

Teil I: Die Schüßler-Salze

Schüßler-Salze
- werden seit über 135 Jahren erfolgreich angewendet.
- beeinträchtigen keine bestehenden Therapien.
- können bestehende Therapien unterstützen.
- können in der Schwangerschaft eingenommen werden.
- können als Kuren angewendet werden.
- steigern die Lebensqualität.
- stärken die Organfunktionen.
- fördern die Beweglichkeit.
- unterstützen eine gesunde Ernährung.

Was sind Schüßler-Salze?

Schüßler-Salze sind Mineralstoffverbindungen (= Salze), die durch Verreibungsschritte ihre spezifische Vereinzelung und Verdünnung erhalten. Sie sind nach ihrem Erfinder und Entdecker Dr. Wilhelm Heinrich Schüßler (1821–1898) benannt, einem engagierten Arzt und Forscher aus Oldenburg. Schüßler setzte sich mit der zu seiner Zeit hochaktuellen Zellenlehre des Berliner Pathologen Rudolf Virchow (1821–1902) und der Erkenntnis, dass Mineralstoffe lebensnotwendig sind, auseinander. Virchows Kernsatz lautete: „Das Wesen der Krankheit ist die pathogen veränderte Zelle." Diese Erkenntnis veränderte die Vorstellungen von Krankheit und Heilung. Jacob Moleschott (1822–1893) kam zu der Schlussfolgerung: „Die Krankheit der Zelle entsteht durch den Verlust an anorganischen Salzen." Schüßler verknüpfte diese Forschungsergebnisse fasziniert mit seiner praktischen Tätigkeit als homöopathischer Arzt. Er entwickelte so die Grundannahme seiner Theorie, dass eine ausreichende Versorgung der Zelle mit den fehlenden Mineralstoff-Ionen zu ihrer Gesundung und damit zu der des Körpers führen müsse. Schüßler verwendete bei seiner Heilweise nur solche Mineralstoffverbindungen, deren Vorhandensein und Funktionen in Zellen und Gewebe eindeutig nachgewiesen wurde.

Welche besondere Qualität haben Schüßler-Salze?

Mineralstoffe übernehmen im Körper Funktionen als Baustoffe und als Betriebsstoffe. Schüßler selbst sagte über die Mineralstoffe: „Baumaterial sind sie durch ihre Masse, Functionsmittel durch ihre Qualität." Für den Aufbau des Körpers und den Stoffwechsel sind Mineralstoffe beispielsweise Voraussetzung. Sie müssen in ausreichender Menge (= Quantität) aufgenommen werden und in der entsprechenden Qualität als Mineralstoff-Ionen zur Verfügung stehen. So kommt ein Großteil des Calciums, immerhin durchschnittlich 1 kg bei einem erwachsenen Menschen, in den Knochen und Zähnen als Calciumphosphat gebunden vor. Calcium-Ionen wiederum spielen eine wichtige Rolle als Faktor bei der Blutgerinnung. Die Deutsche Gesellschaft für Ernährung (DGE) empfiehlt 1 g Calcium zur täglichen Aufnahme. Wer durch unzureichende Ernährung einen Mangel an den Mineralstoffen aufweist, die als Baustoff (= Quantität) im Körper vorhanden sein müssen, kann das nicht mit den Mineralstoffen nach Dr. Schüßler ausgleichen. In der Verdünnung, die der D 6 vom Schüßler-Salz Nr. 2 Calcium phosphoricum entspricht, kommt 1 t Milchzucker auf 1 g Ausgangsmineralstoff. Schüßler-Salze sind Betriebsstoffe, die durch ihre spezifische Zubereitung die Qualität bieten, die für die Aufnahme notwendig ist. Sie zielen auf den Ausgleich der Mineralstoff-Ionen innerhalb und außerhalb der Zelle und regulieren hierüber den Mineralstoffhaushalt.

Wie werden die Schüßler-Salze hergestellt?

Die biochemischen Funktionsmittel werden als Pulver (Trituration), Tabletten oder als Dilution (alkoholische Lösung) angeboten. Die häufigste Einnahmeform ist wegen der praktischen Dosierung die Tablettenform. Mineralstofftabletten nach Dr. Schüßler sind apothekenpflichtige Arzneimittel, die nach den Vorgaben des homöopathischen Arzneibuchs (HAB) hergestellt werden. Sie sind daher nur in Apotheken erhältlich. Produkte, die als Schüßler-Salze außerhalb der Apotheke angeboten werden, gelten als Nahrungsergänzungsmittel und enthalten häufig Quellsalze, die neben der Mineralstoffverbindung auch noch andere Bestandteile aufweisen können. Trägerstoff der Tabletten ist nach dem HAB immer Lactose (Milchzucker).

Welche Grenzen hat die Anwendung der Schüßler-Salze?

Die Mineralstoffe nach Dr. Schüßler sind ideale, nebenwirkungsfreie Helfer in der Prophylaxe und bei alltäglichen Beschwerden. Sie ersetzen natürlich nicht die notfallmedizinische Versorgung und die therapeutisch notwendige Begleitung bei schweren Erkrankungen. Im Zweifel sollte Rücksprache mit der Ärztin/dem Arzt oder der Heilpraktikerin/dem Heilpraktiker gehalten werden.

Schüßler-Salze können allerdings immer unterstützend und begleitend genutzt werden. Sie wirken allopathischen oder beispielsweise homöopathischen Medikamenten nicht entgegen und beeinträchtigen auch keine anderen Heilverfahren, etwa die Akupunktur. Im Gegenteil: Die Mineralstoffe nach Dr. Schüßler stärken direkt die Lebenskraft des betroffenen Menschen und unterstützen damit die Fähigkeit, auf Impulse oder Reize reagieren zu können.

Teil II: Was macht das Leben schwer?

Chefin meines Lebens

Ich war schon als Kind dick. Meine Eltern nannten mich „Pummelchen" und mein Bruder rief mich „Dickerchen". Das ist aber ein „echtes Kind", hieß es zunächst in meiner Umgebung und dann: „Das wächst sich aus". Ich lachte viel und machte Späße. Das gefiel allen. „Sie hat so ein sonniges Gemüt", befand meine Umwelt. Ich lernte schnell: Wenn ich lachte, war ich o.k., dann bekam ich Bestätigung, dann spielten die anderen Kinder mit mir.

Als ich 14 Jahre alt war, war ich oft traurig. Meine Freundinnen trugen enge Jeans, hatten Verabredungen und tuschelten über ihre Erlebnisse. Ich hatte keine Erlebnisse. Ich fühlte mich hässlich und dick. Ich saß zu Hause. Wenn ich Langeweile hatte, aß ich. Nichts wuchs sich aus, ich wurde immer dicker. Wenn ich mit anderen zusammen war, lachte ich viel und machte Späße. Das brachte mir Einladungen ein, aber ich ging kaum hin. Die anderen tanzten und flirteten, das konnte ich nicht. Ich habe dann eine Lehre als PTA gemacht. In der engen Apotheke hatte ich Probleme, mich zwischen den Regalen zu bewegen. Alle lachten, wenn ich mich seitlich durch die Regalwände zwängte – und ich lachte mit. Ich habe dann alle Diäten und Schlankheitsmittel ausprobiert, die mir in die Hände fielen. Jedes Mal voller Hoffnung. Manchmal purzelten einige Kilos, aber nach wenigen Wochen war ich dicker als zuvor. Nach und nach starb die Hoffnung in mir und alles wurde unendlich schwer: aufstehen, arbeiten gehen, lachen, sogar das Essen. Besonders das Essen, das war Stress. Ich aß Gemüse und Obst, das mir oft nicht schmeckte, weil ich es lieblos aus Vernunft in mich reinzwängte. „Ungesundes Essen" war auch Stress, weil ich ja wusste, dass es mich dick machte. Meine Chefin fragte mich eines Tages, ob ich ein Seminar zu Schüßler-Salzen besuchen wollte. Na ja, warum nicht. Ich bin also hingegangen. Es ging um „Frühjahrskuren" und die Referentin stellte auch eine Kur für den Stoffwechsel vor und erklärte unterschiedliche Formen von Übergewicht, Ursa-

chen usw. Zu jedem Schüßler-Salz gab sie Informationen zu den charakterlichen Strukturen. Ich hatte so ein Gefühl von „erkennen und erkannt werden". In der Pause sprach ich sie an und erzählte ihr meine Geschichte. Ein Satz aus unserem Gespräch klang in meinem Kopf immer wieder nach: „Es ist, wie es ist, und was machen Sie daraus? Was braucht Ihr Körper, Ihre Seele, Ihr Geist?" Das war, als wäre etwas in mir in Bewegung geraten. Diese Begegnung ist jetzt zwei Jahre her und mein Leben hat sich wunderbar verändert. Ich habe eine Ausbildung zur Mineralstoffberaterin nach Dr. Schüßler gemacht, Kochkurse besucht, psychologische Begleitung gefunden. Ich bewege mich mehr und fühle mich leicht. Leicht? Na, nach BMI-Maßstäben bin ich an der oberen Grenze. Aber ich stehe leicht auf, gehe gerne zur Arbeit, fühle mich kräftig und gesund. Die Schüßler-Salze haben mir geholfen, meinen lahmen Stoffwechsel anzukurbeln und auch den Hunger auf Süßigkeiten in den Griff zu bekommen. Ich esse viel mehr Gemüse, das ich jetzt so zubereite, dass es mir schmeckt! Und nehme je nach Jahreszeit oder bei Stress auch Nahrungsergänzungen ein. Ich bin nicht mehr ausgeliefert, ich bin die Chefin meines Lebens. Ich kann jetzt von Herzen lachen. Endlich habe ich wieder Hoffnung. Hoffnung, dass ich diesen Weg weitergehe! (Ute D., 34 Jahre)

Menschen, die mit Übergewicht kämpfen, haben einen großen Leidensdruck. Die Werbung für neue Abnehmmethoden, mit denen man im Schlaf schlank werden kann, und Abnehmpillen oder -pülverchen vermittelt den Eindruck, dass es vielfältige, einfache Möglichkeiten gäbe, schlank zu werden. Ganz leicht, ganz einfach …? Rund 111 Millionen Euro gaben die Deutschen im Jahr 2005 für Schlankheitsmittel aus – viele davon mit gefährlichen Nebenwirkungen. Tatsächlich machen die modernen Diäten die meisten Menschen dicker, auch wenn es vereinzelt Ausnahmen gibt. Gleichzeitig melden die Statistiken einen Anstieg der Übergewichtigen in allen Altersgruppen. Gibt es immer mehr dicke Menschen? Und wenn es so einfach ist, warum nehmen sie dann nicht wieder ab? Was denken Sie?

Was macht den Körper schwer?

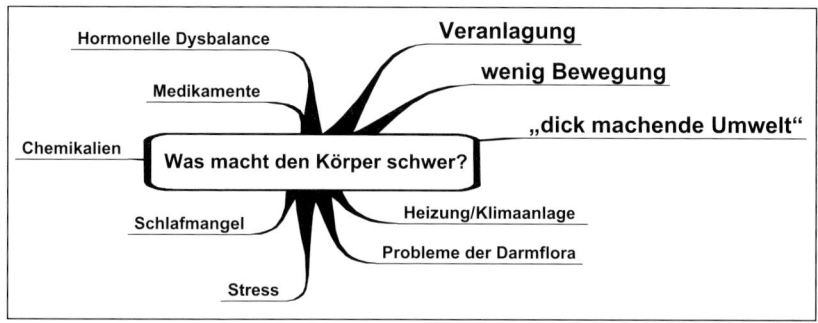

Das englische Wörterbuch gibt 14 mögliche Übersetzungen für das deutsche Wort „schwer". „Schwer" bedeutet beispielsweise „hart, anstrengend, ernst, beschwerlich" und natürlich „schwer" im Sinne von „schweres Gewicht". Die „Schwere" der Menschen ist ein großes Thema, und sie betrifft den ganzen Menschen. Ist es ein Zufall, dass Statistiken einen Anstieg von Übergewichtigkeit und gleichzeitig von psychischen Erkrankungen offenbaren? Tatsächlich zeigt sich, dass die veränderte Umwelt des Menschen die Fähigkeit jedes Einzelnen stets neu herausfordert, mit ihr umzugehen. Das betrifft Anforderungen an die seelischen und geistigen Kräfte des Menschen ebenso wie die körperlichen Grundlagen. Der Verlust gesellschaftlicher und familiärer Strukturen zwingt den Einzelnen zur individuellen Stellungnahme, der permanente Wandel im Berufsleben zu Flexibilität und zu Weiterbildung. Unsere Genetik ist die eines Steinzeitmenschen, aber in unserer westlichen Welt leben wir wie im Schlaraffenland. Wissenschaftler sprechen von einer „dick machenden Umwelt" (= *obesogenic environment*).

Eine wesentliche Frage ist, wie sich der Mensch individuell auf seine Umwelt einstellen kann.

Die beiden englischen Forscher S. Boyd Eaton und Melvin Konner haben die Ernährungsgewohnheiten unserer Urahnen erforscht und dabei spannende Entdeckungen gemacht. Das tiefe Bedürfnis, gut und viel zu essen, ist für das menschliche Leben genauso existenziell wie der Sexualtrieb. Allerdings erleben wir heute im Unterschied zu den Steinzeitmenschen „Mikronährstoffmangel im Überfluss" (U. Gröber). Stoffwechsel und genetische Ausstattung des Menschen haben sich in den letzten 100 000 Jahren fast nicht verändert. Allerdings ernährte sich der Steinzeitmensch mikronährstoffreich, mit hochwertigen Proteinen (Eiweißen), sekundären Pflanzenstoffen und vielen Ballaststoffen. Körperliche Aktivität war so lebensnotwendig wie die Fähigkeit des Körpers, Fettreserven für dürre Zeiten anzulegen. Unsere moderne „Schlaraffenlandkost" hingegen führt zu einer Unterversorgung im Überfluss. Nach Professor Hebebrand ist „Übergewicht letztlich eine normale Reaktion des Körpers auf eine unnormale Umwelt".

Heute sind Menschen mit mangelhafter „Hungerbremse" gefährdet, an Stoffwechselstörungen wie dem Typ-2-Diabetes zu erkranken.

Auf der körperlichen Ebene gibt es zunächst genetisch bedingte individuelle Voraussetzungen. In der Steinzeit war die Veranlagung, Fett anzureichern, eindeutig ein Vorteil. Die Superschlanken, die trotz Sahnetorte nicht zunehmen, hätten schlechte Überlebenschancen gehabt. Nur heute, wo sich die körperliche Belastung vieler Erwachsener und Kinder auf die Bedienung der Computermaus und der Fernbedienung für den Fernseher beschränkt, sieht das anders aus. „Schlaraffenland-Ernährung" und mangelnde Bewegung machen also schwer.
Wer allerdings etwas daran ändern will, muss im Kopf anfangen, er muss anders denken. Aber erst dann, wenn die Gedanken nach und nach in die Alltagspraxis umgesetzt werden, ändern wir etwas. Denn manches,

was der Kopf will, macht der Bauch noch lange nicht mit. Bei Übergewichtigen ist häufig der Regelkreis von Leptin und Insulin gestört. Insulin ist das Stoffwechselhormon, das wir brauchen, um Glucose in die Zellen aufzunehmen. Leptin ist ein „Sättigungshormon". Es wirkt im Hypothalamus, einem Teil des Gehirns, als natürliche Hungerbremse. Menschen, die – genetisch bedingt – unempfindlich(er) gegen die Wirkung von Leptin sind, hatten in der Menschheitsgeschichte einen Vorteil: Sie konnten in guten Zeiten mehr essen und Fettreserven für Hungerzeiten anlegen.

Beim Typ-2-Diabetes verlieren die Zellen des Fett- und Muskelgewebes ihre Fähigkeit, auf Insulin zu reagieren. In der Folge wird der Blutzuckerspiegel erhöht, weil die Glucose aus dem Blut nicht mehr ausreichend aufgenommen wird. Um den Blutzuckerspiegel zu senken, produziert die Bauchspeicheldrüse noch mehr Insulin. Das führt zu Heißhunger und fördert Fettaufbau, mit der Folge Übergewicht. Das Fett selber führt auch zu Störungen. Besonders die Fettansammlungen am Bauch und in den Eingeweiden haben einen regen Stoffwechsel. Sie scheiden Botenstoffe wie Leptin aus, die den Energiestoffwechsel und die Wirkung des Insulins steuern. So entsteht ein Teufelskreis, aus dem der betroffene Mensch bewusst aussteigen kann.

Der Bauchumfang sagt mehr als der Body-Mass-Index (BMI). Er gilt heute als einfache Methode, um das Bauchfett und das Risiko für Stoffwechsel und Blutgefäße zu ermitteln. Bei Frauen sollte der Bauchumfang nicht mehr als 80 cm (Obergrenze 88 cm), bei Männern 94 cm (Obergrenze 104 cm) betragen. Gemessen wird in der Mitte zwischen unterem Rippenbogen und Beckenkamm.

Im Auftrag des Bundesministeriums für Ernährung, Landwirtschaft und Verbraucherschutz wurde im Jahr 2008 eine bundesweite Befragung von 15.371 Jugendlichen und Erwachsenen durchgeführt, deren Ergebnisse als „Nationale Verzehrsstudie II" veröffentlicht wurden. Die Ergebnisse zur Vitaminversorgung sind besorgniserregend. Beispielsweise sind 91 %

der Frauen und 82 % der Männer unzureichend mit Vitamin D versorgt. Bis zu 50 % der deutschen Bevölkerung ist unzureichend mit den Vitaminen B1, B2, B12, C, E versorgt. Ebenso mangelhaft ist die Mineralstoffversorgung. Schon eine geringe Unterversorgung führt zu Einschränkungen des Immunsystems und zu Veränderungen im Stoffwechsel, da enzymatische Prozesse unzureichend unterstützt werden. Eine Umstellung der Ernährung braucht Geduld.

Die Ernährung ist die Basis. Eine Stoffwechsel-Optimierung mit Mikronährstoffen bringt zusätzliche Unterstützung. Lassen Sie sich dazu in der Apotheke beraten.

Außer der Veranlagung, der „dick machenden Umwelt" und mangelnder Bewegung gibt es weitere Gründe für Übergewicht, zum Beispiel
Stress: Wenn ein Mensch seelischen Stress erleidet, produziert der Körper mehr Cortisol – und das führt meistens zur Gewichtszunahme, weil Cortisol die Freisetzung von Fett aus den Transporteiweißen und die Aufnahme von Fett in die Fettzellen bewirkt.
Heizung/Klimaanlage: Temperatur beeinflusst die Nahrungsaufnahme und den Energieverbrauch des Körpers (minimaler Energieverbrauch bei 20–30 Grad).
Probleme der Darmflora: Die Bakterienbesiedlung beeinflusst die Verarbeitung von Kohlenhydraten.
Schlafmangel: Fehlender Schlaf verändert den Körperstoffwechsel, der Spiegel des Hormons Leptin fällt ab.
Chemikalien: Sie werden in Körperfett eingespeichert, stören das Hormonsystem und die Steuerung von Appetit und Sättigung.
Medikamente (insbesondere Psychopharmaka): Viele Medikamente haben Auswirkungen auf das Gewicht (Diabetes, Bluthochdruck, Antibabypille, Cortison …)
Hormonelle Dysbalance: Umstellungsphasen (Pubertät, Klimakterium), Schilddrüsenerkrankungen

Führe ich ein leichtes oder ein schweres Leben?

Setzen Sie sich in Ruhe mit den folgenden Fragen auseinander!

Die Veränderung beginnt im Kopf! Der erste Schritt: Annehmen, was ist!

Kann ich so sein, wie ich bin? Ist es selbstverständlich für mich oder brauche ich die Erlaubnis und Bestätigung von anderen? Muss ich es mir mit Leistung verdienen oder sogar erkaufen?

Jeder Mensch ist einzigartig und will da sein können.

Habe ich schon darüber gestaunt, dass es mich gibt?
Habe ich den Raum, den ich brauche, um da zu sein?
Kann ich mich sein lassen?

Jeder Mensch will angenommen und gemocht werden.

Haben Sie gute Freunde?
Sind Sie anderen ein guter Freund?
Können Sie sich auf Ihre Familie verlassen?
Fühlen Sie sich geborgen?
Gibt es Menschen, denen Ihre Meinung wichtig ist?
Arbeiten Sie in einem Umfeld, in dem Sie geschätzt werden?

Jeder Mensch will so sein dürfen, wie er ist.

Akzeptieren Sie sich so, wie Sie sind?
Fühlen Sie sich von anderen Menschen herabgewürdigt oder schlecht behandelt?
Fällt es Ihnen schwer, sich anderen Menschen „zuzumuten"?
Sind Sie im Beruf oder Privatleben öfter Kritik ausgesetzt?

Jeder Mensch will sinnvoll leben.

Welchen Sinn sehen Sie in Ihrem Leben? Empfinden Sie eine innere Zustimmung zu dem, was sie tun?
Worin sehen Sie Sinn?
Gibt es Spuren, die Sie hinterlassen?
Welchen Sinn könnte Ihr Übergewicht haben?

Die Anregungen zu diesen Fragen gab ein Diskussionspapier von Dr. Kolbe: *Lebenskunst in der Epoche der Globalisierung.* Suchen Sie entsprechende Beratung? Adressen von Beraterinnen und Beratern erfahren Sie über die Gesellschaft für Logotherapie und Existenzanalyse (GLE):

Norddeutsches Institut der Akademie für Existenzanalyse
Leitung: Dr. Christoph Kolbe (Psychologischer Psychotherapeut, Vorsitzender der Gesellschaft für Logotherapie und Existenzanalyse [GLE] in Deutschland)
Borcherstr. 21, 30559 Hannover
akademie.hannover@existenzanalyse.com

Was macht Geist und Seele schwer?

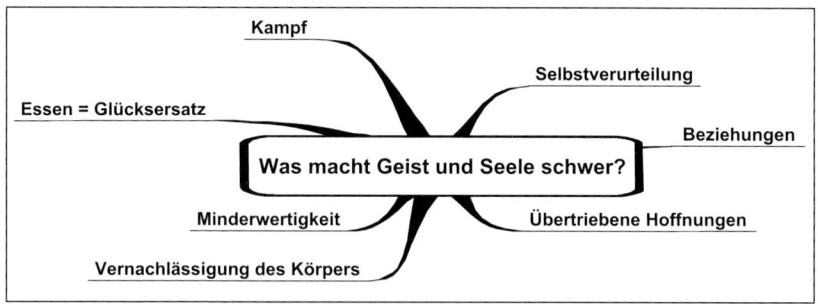

Es ging nicht ums Abnehmen, sondern ums Annehmen

Meine Freundin eröffnete mir, dass sie jetzt Referentin einer Abnehmgruppe werde. Ich solle doch daran teilnehmen. Ich blockte zunächst völlig ab, da ich so viele schlechte Erfahrungen mit dem Abnehmen und dem Jojo-Effekt gemacht hatte, ich wollte diese Enttäuschung nicht noch einmal erleben. Aber sie blieb dabei, diese Art des Abnehmens hätte mit einer Diät nichts zu tun. Man wolle gefühlvoll abnehmen und so ein neues Bewusstsein für seine Bedürfnisse und seinen Körper bekommen.

Bislang hatte ich meinen Körper beim Abnehmen nur bekämpft, ich hasste dieses Fett an mir und konnte schon lange nicht mehr in den Spiegel gucken, ohne dass meine Mundwinkel herunterfielen. Als ich dann schließlich erfuhr, dass einige meiner Freundinnen auch an dem Kurs teilnehmen würden, sagte ich zu. Das war wohl die beste Entscheidung meines Lebens, denn hier fühlte ich mich endlich verstanden, ich konnte über meine Enttäuschungen reden und schöpfte im Kreis dieser Menschen wieder neue Hoffnung. Es ging nicht ums Abnehmen, sondern ums Annehmen. Es dauerte eine Zeit, bis dieser Prozess auch auf der Waage ein Ergebnis zeigte. Jetzt habe ich mein Wohlfühlgewicht erreicht, das vielleicht nicht den Modelmaßen der Zeitschriften entspricht, aber meinem Körper gut steht! Zur kleinen Kontrolle habe ich mir einen langen schmalen Spiegel in die Küche gestellt. Bei jeder Mahlzeit komme ich an dem Spiegel vorbei und sehe, was ich im Begriff bin zu essen ... (Petra K., 52 Jahre)

21

Kampf gegen die Pfunde

Menschen mit Übergewicht haben oft einen langen Leidensweg von Gewichtszunahme und -abnahme hinter sich. Es scheint ein ewiger Wechsel zwischen Hoffnung und Hoffnungslosigkeit zu sein. Viele haben ab einem gewissen Punkt keine Lust mehr, überhaupt irgendetwas von sogenannten Diäten zu hören. Recht haben sie! Psychologisch gesehen funktioniert das so herum auch nicht.

> Wir können uns nicht verändern, in welcher Hinsicht auch immer, wenn wir uns nicht zuerst so annehmen, wie wir jetzt nun einmal sind.

Wir machen uns das Leben sehr schwer, wenn wir gegen die Realität und den derzeitigen Zustand unseres Körpers ankämpfen. Es ist ein unbewusster Kampf gegen Windmühlen. Wissen Sie, wie groß und schwer Windmühlen sind? Dagegen anzukämpfen ist zwecklos und kostet eine Menge Kraft! Die Kraft, die Sie beim Kampf einsetzen, erzeugt eine Gegenkraft, die dagegen hält. Mit jeder „Diät" leisten Sie Widerstand gegen Ihren Körper. Sie wollen ihn anders haben, als er ist, und wundern sich dann, dass Sie nach jeder „Diät" erschöpft zu Boden sinken, noch trauriger sind, noch verzweifelter und – leider eine Kleidergröße mehr brauchen. Das Anrennen gegen Windmühlen ist eben sehr anstrengend und kräftezehrend.

> In der Selbstverteidigung für Frauen erlernt man eine interessante Methode, um sich aus dem Griff eines „Angreifers" zu befreien. Wird man von ihm am Handgelenk gepackt und festgehalten, ist es fast unmöglich, sich zu befreien, indem man nach hinten zieht, um wegzurennen. Der „Angreifer" packt nur noch fester zu. Wenn man aber einen Schritt auf den „Angreifer" zugeht, worauf dieser überhaupt nicht gefasst ist, kann man sich ganz leicht aus seinem Griff befreien. Widerstand verstärkt das Problem, Öffnung und Hinwendung löst das Problem.

Übung:
Sind Sie bereit für ein kleines Experiment? Legen Sie jetzt das Buch zur Seite, sorgen Sie dafür, dass Sie in der nächsten Zeit nicht gestört werden, stellen Sie sich vor einen Spiegel und betrachten Sie Ihren Körper. Ja genau, nicht verstecken, hingucken! Nun ist die Zeit für eine Bestandsaufnahme: Das ist Ihr Körper, den Sie erschaffen haben! Betrachten Sie ihn genau, die Linien, die Rundungen, jedes Fettpölsterchen. Ist es nicht so, dass das genau der Körper ist, den Sie bis jetzt gebraucht haben? Was ist gut daran, so einen Körper zu haben? Danken Sie Ihrem Körper dafür, dass er Ihnen bis jetzt so gut gedient hat. So sagen Sie bewusst „Ja" zu Ihrem Körper, wo sonst nur ein „Nein" war.

Ich musste sie rund um die Uhr versorgen

Alles begann damit, dass meine Tochter sehr krank wurde. Ich musste sie praktisch rund um die Uhr versorgen. Ich rannte die Treppen zu ihrem Zimmer hoch und wieder runter zurück in die Küche. Ich war im Dauereinsatz. Ohne es zu merken, schlackerten mir auf einmal die Hosen um die Hüften. Ich hatte schon immer viel gewogen und war nie wirklich bereit gewesen, mich auf diesen Diätwahn einzulassen. Aber als ich auf einmal abnahm, ohne es zu merken, nutzte ich die Chance und achtete noch stärker auf meine Ernährung. Zu einer Ernährungsumstellung war es schon alleine durch die Krankheit meiner Tochter gekommen. Mittlerweile geht es meiner Tochter wieder besser und ich fühle mich in meinem Körper wie neugeboren. (Marion H., 47 Jahre)

Welchen Gedanken schenken Sie Ihre Aufmerksamkeit?

Je stärker die Gedanken und die damit verbundenen Gefühle sind, desto intensiver ist die Schwingung, die Frequenz, die der Gedanke aussendet. Genauso intensiv kommt das Echo, die Resonanz, zurück. Sie liefert uns die passende Erfahrung, die dieser Frequenz entspricht. Mit Sätzen wie „Ich bin zu dick, ich sollte abnehmen" richten wir die Aufmerksamkeit auf das Dicksein und auf gescheiterte Diäten. So bekommen Schuldgefühle und Versagensängste immer mehr „Nahrung", sie werden „genährt" durch unsere Aufmerksamkeit.

Das, was wir *nicht* mehr wollen, verstärkt sich in dem Maße, in dem wir uns gedanklich damit befassen.

Aus dieser oft negativen Energie heraus werden wir kein Problem lösen können. Es geht darum, unsere Aufmerksamkeit in eine andere Richtung zu lenken, auf das, was wir stattdessen wollen! Aus dieser Energie heraus können neue Handlungsmöglichkeiten und Lösungen entstehen. Fragen Sie sich von nun an mehrmals am Tag, wo gerade jetzt Ihre Aufmerksamkeit ist. Sich dessen bewusst zu werden ist der erste große Schritt zur Veränderung. Wenn Ihnen das gelungen ist, können Sie auch Ihre Gedanken umlenken.

Welchen Gefühlen geben Sie Ihre Aufmerksamkeit?

Mit den Gefühlen ist es ähnlich wie mit den Gedanken. Auch Gefühle erschaffen unsere Zukunft. Wer überwiegend ängstlich ist und sich viele Sorgen um die Zukunft macht, sendet dieses Gefühl unbewusst aus und macht Erfahrungen, die zu dem Gefühl passen. Mit Gefühlen wie Wut, Hass, Traurigkeit, Angst, Schuld, Scham, Einsamkeit, Neid oder Rache bringen wir Schwere in unser Leben. Mit Gefühlen wie Liebe, Mitgefühl, Freude, Glück, Zufriedenheit, Ausgeglichenheit, Gelassenheit, Freiheit, Lebendigkeit oder Frieden bringen wir Leichtigkeit in unser Leben.

Fragen Sie sich öfter am Tag, wie Sie sich fühlen. Bestimmen Sie das Gefühl und belassen Sie es nicht bei einfachen Umschreibungen wie „Es geht mir schlecht" oder „Ich fühle mich ausgenutzt", das sind nur Stimmungen. Dann nehmen Sie das Gefühl liebevoll an. Es zu verdrängen oder es loswerden zu wollen ist zwecklos, das Gefühl kommt dann zurück!

Übung:
Wie fühlen Sie sich mit Ihrem Gewicht? Wie fühlen Sie sich, wenn Sie ans Abnehmen denken? Welches Gefühl mögen Sie gar nicht? Welches Gefühl meiden Sie?

Wenn ich mich allein fühlte

Ich hatte innerhalb meiner 15-jährigen Partnerschaft ganze 20 kg zugenommen. Ich aß, wenn ich mich allein fühlte, und da ich mich oft allein fühlte, aß ich oft. Ich machte unzählige Diäten wie die Kohlsuppendiät oder Eierdiät, in der Hoffnung, dann würde alles anders. Ich nahm dann auch immer ein paar Kilo ab, aber die kamen schnell wieder drauf. Als ich mich dazu entschloss, mich von meinem Partner zu trennen, gab es eine Menge zu tun: Ich zog in eine kleinere Wohnung um, entledigte mich von einer Menge angestautem Kram, übernahm im Beruf ein neues Aufgabenfeld. Nach einiger Zeit merkte ich, dass ich Gewicht verloren hatte. Ich hatte in der Zeit einfach so viel Neues zu tun, dass ich weniger ans Essen dachte. Sonst bei Diäten öffnete ich hier noch ein Glas Spargel mit der Überzeugung, dass der ja keine Kalorien habe, aß da noch zwei Eier, weil sie so wenige Kalorien haben ... So war ich eigentlich in Gedanken immer mit dem Essen beschäftigt. Jetzt hatte ich dafür einfach keine Zeit mehr.

Später begann ich dann abends beim Fernsehgucken eine Stunde Gymnastik zu machen. Als Belohnung massierte ich meinen Körper danach mit Birkenöl, um meine Haut zu straffen. Ich erfreute mich immer mehr an meinem Körper und blühte in jeder Hinsicht auf. Mittlerweile habe ich 15 Kilo abgenommen und bin von Kleidergröße 42 auf 38 „geschrumpft". Meine Kleidung habe ich auf einem Trödelmarkt verkauft. Ich bin mir sicher, dass ich sie nicht mehr brauche. (Lara F., 40 Jahre)

Selbstverurteilung

Selbstverurteilung entsteht durch Gedanken wie „Dick sein ist schlecht" und „Schlank sein ist gut". Viele Übergewichtige glauben, sie seien weniger liebenswert, weil sie dick sind. Liebenswert fühlen sie sich erst, wenn sie schlank sind. In der Zwischenzeit leiden sie. Und zwar an den Urteilen, die sie tagtäglich über sich und ihren Körper fällen. Schuld, Schuld, Schuld, Selbstverurteilung! Wie soll aus so einem Gefühl heraus etwas Gutes, Leichtes und Gesundes entstehen?

Übung:
Bitte ergänzen Sie diesen Satz:
Ich bin zu dick und das bedeutet, dass …

1. ....

2. ....

3. ....
Das sind die Urteile, die Sie über sich selbst fällen und mit denen Sie sich Ihr Leben schwer machen.

Fragen Sie sich zu jedem aufgeschriebenen Satz:
Stimmt das wirklich?
Wie fühlen Sie sich, wenn Sie das denken?
Wie bestimmt dieser Satz Ihr Leben?
Und wie würden Sie sich fühlen, wenn Sie das nicht mehr denken würden?
Wie würden Sie Ihr Leben anders leben, wenn Sie das nicht mehr denken könnten?

Minderwertigkeit

Wenn Menschen sich als wertlos betrachten, laufen sie Gefahr, den geringen Wert ihrer Person mit Dingen, die sie für andere tun, zu erhöhen. Um anerkannt und geliebt zu werden, sind sie bestrebt, es den Menschen in ihrer Umgebung so angenehm wie möglich zu machen. Aus diesem Harmoniebedürfnis heraus verlieren sie sich allerdings selbst aus den Augen. Sie wissen irgendwann nicht mehr, was sie wollen und was ihnen gut tut, weil sie ihre innere Stimme so lange unterdrückt haben. Es fehlt ihnen der Mut, Nein zu sagen. Somit staut sich ungeheure Wut im Inneren gegen sich selbst und auch gegen die anderen an. Das Essen ist eine Möglichkeit, sich doch irgendwie von den anderen abzugrenzen, ihnen unbewusst zu zeigen, dass sie nicht einverstanden sind damit, wie sie behandelt werden. Eine fatale Trotzreaktion!

Übertriebene Hoffnungen

Wenn ich abnehme, werde ich geliebt.
Wenn ich abnehme, werde ich glücklich.
Wenn ich abnehme, wird alles leicht.

Kommen Ihnen diese Gedanken bekannt vor? Wir hoffen darauf, dass uns das Abnehmen von allen schweren Gefühlen, Gedanken und Erlebnissen erlöst und uns uneingeschränkte Heiterkeit, Glück und Zufriedenheit schenkt. Diese übertriebenen Hoffnungen kann uns eine Gewichtsabnahme nicht erfüllen. Lassen Sie die Vorstellung los, dass das Abnehmen einen Wendepunkt in Ihrem Leben darstellt, der eine grundsätzliche Persönlichkeitsveränderung einläutet. Wenn wir das erhoffen, ist es nicht verwunderlich, dass wir irgendwann enttäuscht sind, weil sich durch das Abnehmen in unserem sonstigen Leben nicht viel geändert hat, und wir essen wieder „normal".

Wir dürfen von dem Erreichen des Ziels abzunehmen nicht unser Seelenheil abhängig machen. Das baut zu viel Druck auf.

Menschen, die mit zusammengekniffenen, blassen Lippen sagen: „Nein, ich muss abnehmen", wenn ihnen ein Plätzchen angeboten wird, haben keinen Erfolg. Sie wollen ihren Körper kontrollieren. Aber Kontrolle hat nichts mit Liebe, Leichtigkeit und Freude zu tun. Eine weitaus effektivere Einstellung wäre, mit dem Körper achtsam und liebevoll umzugehen, sodass wir spüren, was uns gut tut.

Übung:
Es ist wichtig, die unbewussten Ursachen des Übergewichts zu klären. Setzen Sie sich daher mit folgenden Fragen auseinander:
Gibt es positive Gewinne, die ich aus dem Gewicht ziehe?
Gibt es eine Motivation, dick zu bleiben?
Was brauche ich nicht zu tun, wenn ich dick bin?
Wovor schützt mich das „Dicksein"?

Essen als Ersatz

Wird Essen als hauptsächliche Quelle des Glücks betrachtet, können wir davon, wie von anderen Suchstoffen auch, abhängig werden. Wir erkennen das am hastigen Verschlingen der Nahrung, als ob wir nicht genug kriegen könnten, oder daran, dass wir heimlich essen, damit es kein anderer sieht. In den meisten Fällen braucht nicht der Körper Nahrung, sondern die Seele. Wir sind wütend und essen. Wir fühlen uns hilflos und essen. Wir haben Langeweile und sind unzufrieden mit uns und essen. Das Essen kann Ihnen die Bedürfnisse der Seele nach Anerkennung, Nähe, Geborgenheit, Sicherheit oder Frieden nicht erfüllen. Deswegen geht es uns nach dem Essen auch nicht besser, sondern schlechter. Nicht nur der Körper leidet, der jetzt viel auf einmal verdauen muss, sondern auch die Seele, denn sie hat erneut nicht das bekommen, was sie braucht. Wenn wir essen, um diese Bedürfnisse zu befriedigen, ist das die Suche nach dem Richtigen am falschen Ort! Fragen Sie sich, wie Sie mehr Liebe, Geborgenheit, Frieden oder Sicherheit in Ihr Leben bringen können.

Gedanken, die bei suchtartigem Essen auftreten:
1. Ich brauche dringend was Süßes, Pikantes usw.
2. Endlich kann ich essen, was ich will und so viel ich will.
3. Ich bin ja schon dick, das macht jetzt auch nichts mehr.

Übung:
Beim nächsten Mal, wenn Sie versucht sind, Essen zu verschlingen, legen Sie Ihre Hand auf den Magen und fragen Sie sich:
Ist mein Körper wirklich hungrig? Oder ist das Essen ein Mittel, um bestimmte Gedanken oder Gefühle zu überdecken?

Wichtig ist, dass Sie diesen inneren Autopiloten abschalten, der – einmal angeschaltet – unaufhörlich nachgreift. Zwanghaftes Verhalten kann nur durch volle Aufmerksamkeit behoben werden! Machen Sie also bewusst kurze Pausen und beobachten Sie sich, wie Sie Ihre Hand zum Mund führen. Oder beobachten Sie sich kurz im Spiegel, während Sie essen.

Vernachlässigung des Körpers

Ein wirklich schweres Leben haben die, die ihren Körper regelrecht von sich abtrennen und seine Bedürfnisse nicht erkennen. Sie nehmen den Körper als eine Hülle wahr, die es irgendwie zu ernähren gilt, die man sauber hält und die zu funktionieren hat. Diese Menschen – ob schlank oder übergewichtig – identifizieren sich so sehr mit ihrem Geist, als gäbe es Seele und Körper nicht. Der Satz „Ich denke, also bin ich" des berühmten Philosophen René Descartes trägt zu diesem Bild bei. Einigen von uns dämmert es hingegen, dass der Satz auch heißen könnte: „Ich fühle, also bin ich". Unser Körper hat jede Erfahrung gespeichert, er weiß, was gut für uns ist und was nicht, er bildet eine Einheit mit dem Geist und der Seele. Er ist ein hervorragender Ort, aus dem wir Informationen über unser Leben erhalten.

Beziehungen

Jede Beziehung ist auch einmal „schwer". Der Chef, die Kollegen, der Partner, die Kinder, jeder hat seine Bedürfnisse, die mit unseren Bedürfnissen durchaus in Konflikt treten können. Nun kann man mit einer achtsamen Kommunikation Konflikte klären und deutlich Grenzen setzen oder man kann sich heimlich ärgern und Wut, Hilflosigkeit, Ohnmacht mit sich herumtragen, ohne dass sich wirklich etwas ändert.

Was eine Beziehung im Grunde so schwer macht, ist das Urteilen über gut und böse, richtig und falsch. „Der Nachbar ist arrogant", „Mein Partner liebt mich nicht mehr", „Meine Kinder respektieren mich nicht" und „Meine Eltern waren nie für mich da". Sich darauf zu konzentrieren, was andere falsch machen, kann schon allein deswegen sehr stressig sein, weil wir es ja dann besser machen müssen. Zusätzlich sind wir die ganze Zeit mit dem beschäftigt, was wir *nicht* in unserem Leben haben wollen. Wir verstärken es damit. Das ist für die Qualität unserer Beziehungen sicherlich nicht förderlich. Im Gegenteil: Die anderen fühlen sich in unserer Gegenwart immer öfter schuldig und meinen, gar nichts richtig machen zu können. Ein Kreislauf aus Beschuldigung und Rechtfertigung entsteht. Solange wir beim anderen das suchen und finden, was er nicht richtig macht oder besser machen könnte, so lange sind wir von ihm getrennt und fühlen uns alleingelassen und traurig.

Teil III: Aufbruch in ein leichteres Leben

Körper, Geist und Seele im Gleichgewicht

Unser Wohlbefinden ergibt sich aus der gesamten Lebensführung. Für das eigene Verständnis und den Umgang mit den eigenen Ressourcen ist es wichtig, sich selbst als einen Menschen zu begreifen, der den individuellen körperlichen Zustand, das seelische Befinden und die geistigen Fähigkeiten untrennbar lebt. Bei besonderen Belastungen, oder wenn der Mensch aus dem Gleichgewicht gekommen ist, können „Krücken" wie etwa die Schüßler-Salze helfen, die eigene Stabilität wieder neu zu erreichen. Die Grundregeln einer ganzheitlichen Gesundheitspflege zu beachten, bietet jedem Menschen eine gute Basis für eine stabile Vitalität. Ernährung und Bewegung sind Aspekte davon. In den Büchern „Im-Puls des Lebens, Mineralstoffe nach Dr. Schüßler" und „Schüßler-Salze für seelisches Wohlbefinden" (Lingen Verlag) finden Sie weitere detaillierte Hinweise zur Ernährung und zusätzliche Aspekte der ganzheitlichen Gesundheitspflege, die an dieser Stelle nicht weiter ausgeführt werden können.

Was macht Geist und Seele leicht?

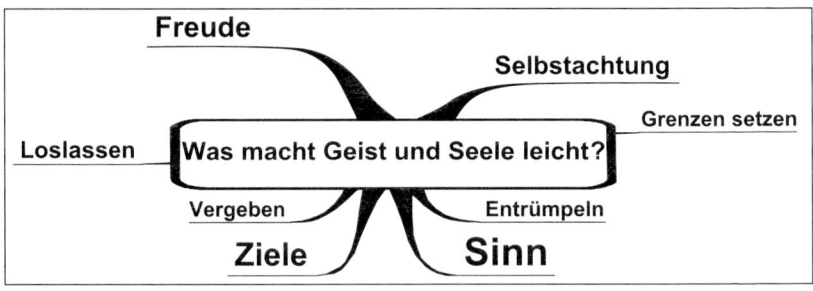

Übergewicht entsteht durch ein Ungleichgewicht
Menschen mit einem Übergewicht leben im Ungleichgewicht von Körper, Geist und Seele. Bei ihnen reagiert der Körper mit Schwere, während z.B. bei Menschen mit „Burn-out" der Geist mit Schwere reagiert oder bei depressiven Verstimmungen die Seele. Wenn wir die Schwere aus unserem Leben schaffen, wird unser Körper leichter.

Loslassen

Vor jeder Veränderung steht das Loslassen. Loslassen heißt, die Urteile über sich und das „dick sein" loszulassen. Erst wenn wir uns selbst nicht mehr dafür verurteilen, dass wir dick sind, kann sich etwas Grundlegendes in unserem Leben ändern. Dafür müssen wir *nicht* den Wunsch aufgeben, „leichter zu werden". Nehmen wir unser Gewicht als das an, das wir gerade haben sollen, akzeptieren wir die Realität. Unser Körper entspricht nun mal nicht den herrschenden Modelmaßen. Wir übernehmen damit bewusst die Verantwortung für ihn. Jetzt sind wir dem Essen nicht länger hilflos ausgeliefert, wir bestimmen, was wir essen und wie viel wir uns bewegen.

Entrümpeln

Um Loslassen in die Praxis umzusetzen, gibt es eine einfache Methode: Entrümpeln Sie und schaffen Sie Ordnung, das bringt Leichtigkeit in Ihr Leben. Oft merken Sie zwar nicht, wie sehr Sie ein chaotischer Schreibtisch, ungelesene Zeitschriften oder volle Kleiderschränke schwer „machen". Doch sobald Sie nur einen Gegenstand wie den Badezimmerschrank oder den Schreibtisch ausgemistet haben, fühlen Sie die befreiende Wirkung! Zum Entrümpeln nehmen Sie jedes einzelne Teil in die Hand und fragen sich, ob Sie es noch brauchen und ob es Ihr Leben leichter macht oder schwerer. Alles Schwere schaffen Sie weg, um der Leichtigkeit Raum zu geben.

Selbstachtung

Charlie Chaplin soll zu seinem 70. Geburtstag eine Rede gehalten haben, die im Internet kursiert. Darin ist folgendes zu lesen: „Als ich mich selbst zu lieben begann, habe ich verstanden, dass ich immer und bei jeder Gelegenheit am richtigen Ort bin und dass alles, was geschieht, richtig ist – von da an konnte ich ruhig sein. Heute weiß ich, das nennt sich Selbstachtung." Die Achtung vor sich selbst beginnt dort, wo wir darauf vertrauen, dass alles gut ist, so wie es jetzt ist. Dann können Sie die Urteile darüber, wie Ihr Leben eigentlich aussehen sollte und die Kontrolle darüber, dies auch erreichen zu müssen, loslassen. Erst aus diesem inneren, erfüllten Zustand heraus können Sie Ihr Leben bewusst in die Hand nehmen, sich neuen Herausforderungen stellen und Ihre Ziele mit Leichtigkeit erreichen. Loslassen und Annehmen steht vor der Zielerreichung und ist deren Voraussetzung!

Übung:
Sagen Sie sich öfter am Tag den folgenden Satz laut vor, bis er Wirkung zeigt: „Ich liebe und akzeptiere mich von ganzem Herzen mit meinem Körper, so wie er ist."

Den Körper lieben

Der Körper dient unserem Geist und unserer Seele als Herberge, oder wie einige Weise sagen, die Seele umhüllt den Körper. Wie dem auch sei, Körper, Geist und Seele bilden eine Einheit, die der Mensch nicht trennen sollte. Allein am Gesicht des Menschen können wir viel von seinem Leben ablesen. Jede Erfahrung, die wir gemacht haben, jeder Gedanke, den wir gedacht haben, jedes Gefühl, das wir gefühlt haben, hinterlässt dort Spuren. Unser Körper ist wertvoll und kostbar, er trägt uns und gibt uns Zeichen, was uns gut tut und was nicht. Was wären wir ohne ihn? Aber wie behandeln wir ihn? Lieben wir ihn? Lieben wir jedes kleine Fettpölsterchen, jede Rundung, jede Falte? Oder wollen wir lieber einen anderen Körper, einen, wie andere ihn haben, einen schlanken, einen mit mehr Rundungen an den richtigen Stellen? Voraussetzung für ein leichteres Leben ist es, unseren Körper als einen Freund zu sehen, der uns führt, der uns warnt, der uns beschützt, der uns das Leben ermöglicht. Um diesen Freund sollten wir uns gut kümmern, indem wir ihm nur das Beste zu essen geben, ihn jeden Tag für eine halbe Stunde am Stück bewegen und ihn pflegen.

Übung:
Vor dem Schlafengehen schließen Sie die Augen, entspannen Sie sich in Ihren Körper hinein. Stellen Sie sich das Licht der Seele vor, das Sie umhüllt. Ziehen Sie dieses Licht mit der Atemluft ein und stoßen Sie beim Ausatmen die ganze Dunkelheit, den Stress des Tages und alle Sorgen aus. Wiederholen Sie das ein paar Mal und Sie schlafen mit Sicherheit friedlich ein.

Leichte Beziehungen

Ohne eine gute Kommunikation wird keine Beziehung leicht. Ohne ein Gefühl von Respekt oder Liebe für den anderen kann auch keine Kommunikationsform helfen. Es ist wichtig, in jeder Beziehung seine eigenen Gefühle und Bedürfnisse wahrzunehmen und auszudrücken und die des anderen wahrzunehmen und zu berücksichtigen. Das schafft wieder eine Verbindung.
Wichtig ist auch, sich auf das Verbindende zu konzentrieren anstatt auf das Trennende. Was macht die Beziehung schön, was mögen Sie am anderen, was ist das grundsätzlich Positive an der Beziehung?

Übung:
Nehmen Sie einen Konflikt, der noch nicht lange zurückliegt und beantworten Sie die folgenden Fragen. Danach können Sie die Ergebnisse dem Konfliktpartner mitteilen, falls das noch nötig ist.
Wie haben Sie sich gefühlt? (Wohlgemerkt, es sind *meine* Gefühle, der andere ist der Auslöser, nicht der Verursacher!)
Was brauche ich vom Anderen? (Nähe, Kontakt, Sicherheit, Schutz, Liebe, Ordnung)
Wie kann mich der Andere dabei unterstützen, meine Bedürfnisse zu erfüllen? (Wohlgemerkt, der Andere ist nicht dazu da, Ihre Bedürfnisse zu erfüllen! Nicht als Forderung, sondern als Bitte formulieren!)

Vergeben

Menschen fühlen sich oft im Recht, wenn sie andere für etwas verurteilen, was diese ihnen angetan haben. Sie beharren darauf, dass ihr Leben durch den anderen nachhaltig geschädigt worden ist. So geben wir z.B.

unseren Eltern die Schuld für Fehlhaltungen in der Kindheit. Werden wir dann selbst Eltern, verstehen wir auf einmal, dass es gar nicht so leicht ist, Kinder zu erziehen ohne wütend, ungerecht oder strafend zu sein. Wenn wir vergeben, dann nehmen wir die Urteile zurück, die wir einst gefällt haben. Wir verzeihen, weil wir verstehen, dass die anderen ihr Bestes gegeben haben, dass sie oft aus Angst oder falschem Wissen heraus gehandelt haben. Wir verstehen, dass es zu unserem Leben dazugehört: Es hat aus uns den Menschen gemacht, der wir jetzt sind.

Um aus dem Kreislauf von Schuld und Schuldzuweisung auszusteigen, ist es wichtig, für sich selbst eine Entscheidung zu treffen: Will ich mich noch länger an die Gefühle der Angst, Verzweiflung, Wut und Hilflosigkeit binden, indem ich Menschen beschuldige, mich verletzt zu haben? Bin ich bereit, auch meinen eigenen Anteil an dem Geschehenen zu erkennen und dafür Verantwortung zu übernehmen? Wer an Schuldzuweisungen festhält, bindet sich unbewusst weiter an die Verletzungen und wird schwer und schwerer. Wer sein Herz für die Vergebung öffnet, bekommt eine andere Sichtweise der ehemaligen Situation und wird fähig, die alten Gefühle loszulassen – und es von nun an selbst besser zu machen!

Übung:

Schreiben Sie eine Woche lang täglich je eine halbe Stunde einen Brief an Ihre Mutter bzw. Ihren Vater. Hier ist Platz für alles, was Sie Ihren Eltern schon immer sagen wollten und für die Gefühle Ihrer Kindheit.

Sie können sich auch ein Bild Ihrer Eltern nehmen und mit ihnen sprechen. Wichtig ist einfach, dass die Urteile nicht länger in Ihrem Unbewussten wirken, dass alle Gefühle erneut gefühlt werden, damit Sie sie in Frieden loslassen können. Danken Sie Ihren Eltern danach für all das, was Sie durch sie erfahren haben, achten Sie ihr Lebenswerk.

Das Ziel war ein Mann

Ich war unsterblich verliebt in einen Mann, der mir klipp und klar sagte: Wenn du dünn bist, heirate ich dich. Also begann ich weniger zu essen, es war für mich wie ein Spiel. Das wäre doch gelacht, wenn ich nicht schnell abnehmen könnte. Als dann wirklich die ersten Kilos fielen, merkte ich auf einmal, dass mich Männer ganz anders ansahen. Ich fand mich schon immer viel zu dick und war es nicht gewohnt, dass ich so viel Aufmerksamkeit bekam. Aber es gefiel mir, also nahm ich noch mehr ab. Was soll ich sagen? Nachdem ich in dieser Zeit ganze 25 kg abgenommen hatte, wollte ich den Mann, der mir diese Bedingung gestellt hatte, nicht mehr haben. Es wurde mir klar: Ich konnte ja auch jeden anderen haben! (Elke K., 45 Jahre)

Ziele erreichen

Was genau wollen Sie erreichen? Bei der Zielformulierung ist es enorm wichtig, dass Sie Ihr Ziel positiv und konkret formulieren, denn das wirkt wie ein Befehl an das Gehirn. Negativ formulierte und unkonkrete Ziele führen uns in die Irre. Unser Unterbewusstsein kann das Wort „nicht" nicht erfassen, es hört also genau das, was sie eigentlich *nicht* mehr wollen. Nehmen Sie den Satz: „Ich will nicht mehr so viel Schokolade essen." Allein die Formulierung versetzt Sie schon in einen Stresszustand! Das Unterbewusste hört nämlich: „Ich will mehr Schokolade essen" und schon haben Sie das Dilemma. Schauen Sie aber auch bei solchen Sätzen wie „Ich will abnehmen" genau hin. Sie geben keine positive Zielformulierung vor, denn „abnehmen" suggeriert „Gewicht reduzieren". Ihre Aufmerksamkeit ist also bei Ihrem Gewicht und nicht bei einem leichteren Leben! Ein positiv formuliertes Ziel könnte daher lauten: „Ich will mich leicht, frei und fröhlich fühlen".

Bitte stecken Sie sich auch keine zu unrealistischen Ziele wie etwa in drei Wochen 20 kg abzunehmen. Kleine Ziele führen schneller zu einem guten Zustand, der sich positiv auf Ihre Gesamtzufriedenheit auswirkt. Und erzählen Sie der Familie, den Freunden und Kollegen von Ihrem Vorhaben. Es ist wichtig, dass auch Ihr Umfeld mitmacht und Sie nicht zusätzlich in Versuchung führt, indem überall Süßes steht oder abends um acht Uhr noch eine Familienpizza bestellt wird.

> Will ich leichter werden?
> Bin ich bereit, für mein Leben Verantwortung zu übernehmen?
> Bin ich bereit, über meine Angst hinauszugehen?
> Ja oder Nein?

Übung:
Bitte formulieren Sie Ihren Zielsatz: „Ich will …" und schreiben Sie ihn auf.
Beispiel: Ich will leicht und freudig leben.
Machen Sie sich nun Notizen zu folgenden Fragen:
Woran werden Sie erkennen, dass Sie Ihr Ziel erreicht haben?
Woran werden andere erkennen, dass Sie Ihr Ziel erreicht haben?
Wie fühlen Sie sich, wenn Sie Ihr Ziel erreicht haben?
Wann wollen Sie Ihr Ziel erreicht haben?
Wer kann Sie beim Erreichen Ihres Zieles unterstützen?

> **Die Als-Ob-Methode**
> Fühlen Sie sich öfter am Tag so, als ob Sie Ihr Ziel schon erreicht hätten. Malen Sie sich aus, was Sie wo und wann tun werden und wer bei Ihnen ist. Es ist schön und motivierend, sich bereits jetzt so zu fühlen, wie Sie es sich von der Zukunft erhoffen.

Übung:
Erstellen Sie Ihre eigene Zukunftsvision: Was macht Ihnen Freude? Was hat Sie schon immer interessiert? Wann vergessen Sie Zeit und Raum? Verlassen Sie sich dabei auf Ihr Gefühl: Wenn es sich leicht, erfüllend, heiter, kraftvoll anfühlt, kommt es Ihrer Vision am nächsten. Und dann: Setzen Sie es um! Handeln Sie!

Mut für Neues

Ein leichtes und erfülltes Leben nährt sich von dem Mut, sich nicht aus Angst vor Neuem mit dem Gewohnten zufrieden zu geben. Wirkliche Freude entsteht, wenn wir unsere Ängste überwinden, wenn wir über uns hinauswachsen und uns Stück für Stück zu dem Menschen entwickeln, der sich von Liebe, Vertrauen, Respekt und Freude am Leben nährt.

Freude

Cesare Pavese sagte einmal: „Die einzige Freude auf der Welt ist das Anfangen. Es ist schön zu leben, weil Leben Anfangen ist, immer, in jedem Augenblick."

Die Präsenz, die wir empfinden, wenn wir etwas Neues anfangen, führt uns direkt ins Hier und Jetzt, dem einzigen Augenblick, der wirklich ist und uns wahre Freude schenken kann. In der Gegenwart sind wir im Gleichgewicht von Körper, Geist und Seele, weil deren Bedürfnisse durch die innere Aufmerksamkeit gleichermaßen erfüllt werden.

> Man erzählt sich über Albert Einstein, den genialsten Physiker seiner Zeit, folgende Geschichte: Er war gerade aus seinem Haus gekommen, als er auf dem Weg einen Freund traf, mit dem er sich intensiv über seine neueste Forschung austauschte. Als das Gespräch beendet war, stockte Einstein und fragte seinen Freund verwirrt: „Sag mir, bin ich von meinem Haus weggegangen oder bin ich drauf zugegangen?" „Du bist vom Haus weggegangen", erwiderte der Freund lächelnd, weil er derartige Fragen schon kannte. „Danke", sagte Einstein, „dann habe ich bereits gegessen".

Sinn

Sinn kann auf vielfältige Weise erlebt werden, in der Familie und der Liebe und Zuneigung zu einem Menschen ebenso wie in der Liebe zu etwas Höherem und Größerem, als wir selbst es sind. Viele Menschen finden Sinn zudem in der Ausübung einer schöpferischen Tätigkeit. Menschen, die ihren Beruf als Berufung verstehen, die ihn mit Leidenschaft ausüben, erleben den berühmten „Flow"-Effekt. Der Psychologe Mihaly Csikszentmihalyi meint damit einen Zustand, in dem wir ganz in einer Sache versunken sind, sodass wir um uns herum nichts mehr wahrnehmen. Die Motivation liegt dabei in der Sache selbst, die Sache an sich befriedigt uns voll und ganz. Wir machen das, was uns erfüllt und begeistert und wir erleben uns eins mit der Welt.

> **In etwas Sinn zu sehen, was außerhalb von uns selbst liegt, gibt uns die Möglichkeit, über uns hinauszuwachsen.**

Wir können auch mit Schlimmem konfrontiert sein, geben wir dem jedoch einen Sinn, erheben wir uns darüber und wachsen innerlich. Auch Übergewicht kann somit einen Sinn haben. Erkennen Sie diesen Sinn und machen Sie etwas Gutes, Inspirierendes und Kraftvolles daraus, denn nichts kann Sie so rundum satt machen wie ein erfülltes und friedliches Innenleben.

Was macht den Körper leicht?

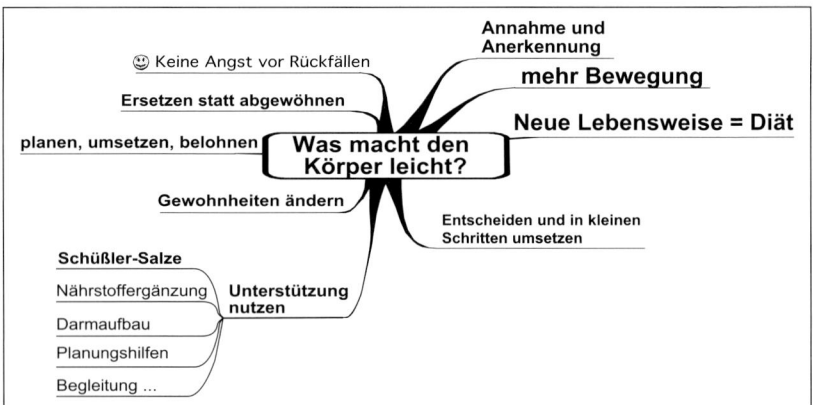

Ein vitales Leben braucht eine vitale Ernährung

Es gibt nicht *die richtige Ernährung*, aber Grundregeln der Ernährung. Jeder Mensch ist ein Individuum, und so sollte sich auch jeder entsprechend individuell ernähren.

Oft entwickeln sich ungesunde Bedürfnisspiralen wie z.B. durch die übermäßige Zufuhr von einfachem Industriezucker. Der Weg zwischen Magen und Mund scheint oft das Gehirn, das Bewusste, auszuschließen. Haben sie erst einmal unterbewusst gespeichert, dass die Schokolade Entlastungsgefühl in Stresssituationen bringt, greifen Menschen immer wieder gierig zur Schokolade. Einen Ausweg aus der Spirale findet der Mensch, der bewusst den Bedürfnissen seines Körpers nachgeht und ihnen gerecht wird. Er kann beispielsweise in diesem Fall die Nr. 7 Magnesium phosphoricum nehmen, Schritt für Schritt die Ernährung umstellen und nach neuen Möglichkeiten der Stressbewältigung suchen.

Auf diese Art können gesundheitsfördernde Ernährungsgewohnheiten alltäglich werden.

Zum Start in ein leichteres Leben können Sie zum Beispiel einen 14-Tage-Plan aus der Vielzahl von Plänen mit leckeren, gesunden Rezepten wählen. Sie finden diese reichlich in Zeitschriften und im Internet.

Vor allem die richtige Zusammensetzung der Nahrung ist entscheidend: eine ausreichende Versorgung mit Vitaminen und Mineralstoffen verbunden mit dem richtigen Verhältnis an Grundnährstoffen (Kohlenhydrate, Eiweiße, Fette) kombiniert zu einer vollwertigen Mahlzeit. Der Eiweiß- und Fettbedarf sollte in erster Linie über pflanzliche, nicht über tierische Produkte gedeckt werden.

Beim gesunden Menschen sollte die Nahrung zu rund 50 % aus Kohlenhydraten bestehen. Empfehlenswert sind langkettige Kohlenhydrate wie Kartoffeln, Vollkornprodukte, Gemüse, Salat.

Fette sollten höchstens 35 % unserer Nahrung ausmachen. Man unterscheidet einfach und mehrfach ungesättigte Fettsäuren. Gesättigte Fettsäuren finden sich hauptsächlich in tierischen Fetten und zudem „versteckt" in vielen Nahrungsmitteln (Schokolade, Plätzchen, Wurstwaren, Käse etc.). Im Übermaß verzehrt, schädigen sie den Körper. Dagegen sind die mehrfach ungesättigten Fettsäuren, die etwa in großen Mengen in Fisch enthalten sind, wichtig. Hochwertige Öle können mit der täglichen Nahrung zugeführt werden. Verwenden Sie unterschiedliche Öle

(Leinöl, Olivenöl, Sojaöl, Distelöl, Rapsöl ...), um unterschiedliche ungesättigte Fettsäuren aufzunehmen.

Idealerweise sollte Eiweiß 15 % unserer Nahrung darstellen. Vorzugsweise decken Sie Ihren Eiweißbedarf mit Fisch, Geflügel, Milchprodukten, Hülsenfrüchten, Kartoffeln und Getreide. Vollkornprodukte enthalten mehr Eiweiß als Fleisch!

Tipps

- Achten Sie auf eine abwechslungsreiche und gesunde Ernährung! Nutzen Sie möglichst biologisch zertifizierte und naturbelassene Nahrungsmittel.

- Planen Sie Ihren Einkauf und gehen Sie nicht hungrig einkaufen. Schreiben Sie einen Einkaufszettel, den Sie stur befolgen.

- Nehmen Sie drei Mahlzeiten am Tag ein! Regelmäßige Mahlzeiten verhindern Heißhungerattacken. Versuchen Sie möglichst zu den gleichen Uhrzeiten zu essen, damit Ihr Stoffwechsel sich darauf einstellen kann.

- Geben Sie eine angemessene Portion auf Ihren Teller. Als Portionsmaß dient die eigene Hand. Haben Sie den Mut, im Restaurant etwas auf dem Teller liegen zu lassen, wenn die Portion zu groß war.

- Kauen Sie Ihr Essen gründlich! So werden die Speisen optimal für die Verdauung vorbereitet und das Sättigungsgefühl kann sich einstellen.

- Trinken Sie ausreichend Wasser! Das ist wichtig für einen ausgeglichenen Flüssigkeitshaushalt. Vermeiden Sie Alkohol, Säfte, Saftschorlen.

Spezielle Hinweise für Frauen und Männer

Keine Frage: Männer und Frauen unterscheiden sich. Das zeigt sich auch in ihren Essgewohnheiten. Männer wenden im Schnitt gerade einmal 15 Minuten pro Tag für die Zubereitung all ihrer Mahlzeiten auf, während Frauen sich immerhin 45 Minuten Zeit nehmen. Auch die Zusammensetzung des Körpergewebes, das heißt die Anteile an Muskeln, Knochen und Fett, unterscheidet sich bei Männern und Frauen erheblich. Männer verfügen in der Regel über eine größere Muskelmasse, schwerere Knochen und weniger Körperfett als Frauen. Aufgrund des höheren Anteils an Muskelmasse verbrennen Männer mehr Kalorien als Frauen, und zwar selbst dann, wenn sie sich nicht körperlich betätigen. Es gibt zwar geschlechtsspezifische Unterschiede beim Stoffwechsel, Studien zeigen jedoch, dass prozentual genauso viele Männer wie Frauen übergewichtig sind und die geschlechtsspezifischen Unterschiede bei Diäten beim Gesamtgewichtsverlust gering sind. Sowohl für Männer als auch für Frauen gilt: Eine Veränderung des Lebensstils führt zu einer erfolgreichen und anhaltenden Gewichtsabnahme.

Spezielle Hinweise für Kinder

Kinder und Jugendliche sollten grundsätzlich nicht mit Diäten, Fastenkuren oder anderen Methoden traktiert werden. Sie sollten in der Wachstumsphase ihr Normgewicht halten, jedes zusätzliche Pfund sollte vermieden werden. Mit dem Wachstum wird eine deutliche Verbesserung der Körperproportionen eintreten. Dreh- und Angelpunkt für eine deutliche Verbesserung des Gewichtes ist die **Bewegung**. Untersuchungen haben gezeigt, dass übergewichtige Kinder im Schnitt fast drei Stunden vor Computer und Fernsehgerät verbringen, normalgewichtige Kinder dagegen nur die Hälfte dieser Zeit. Die Eltern sind also aufgefordert, ihre Kinder zur Bewegung zu motivieren. Bewegung soll Spaß machen:

Radfahren mit Freunden, Nachbars Hund (gegen Entgelt?) regelmäßig ausführen, Aufgaben im Haushalt und bei der Oma im Garten statt Internet- und Fernsehkonsum. Statt der Playstation gibt es Spiele, die – anders als das passive Sitzen vor dem Fernsehgerät – zu aktiver Bewegung animieren. Sprüche oder Verbote nützen wenig, Überzeugung und aktive Mitgestaltung sind gefordert. Natürlich muss auch die Ernährung beachtet werden. Die Grundregeln und Tipps gelten auch für Kinder. Langfristiger Erfolg stellt sich ein, wenn es schmeckt, wenn es Freude macht. Verbote provozieren. Schauen Sie auf die Bedürfnisse des Kindes und suchen Sie die passenden Schüßler-Salze heraus, beispielsweise Nr. 7 bei Schokoladenhunger oder Nr. 9 bei allgemeinem Hunger auf Süßigkeiten. Bester und erster Ansatzpunkt bei Kindern und Jugendlichen sind die **Getränke**. Bei Kindern beliebte Erfrischungsgetränke wie Limonaden und Cola sind wahre Zuckerbomben. Sie sollten wie Süßigkeiten behandelt werden. Eine langsame Umgewöhnung ist oft notwendig: zunächst ein Drittel, dann die Hälfte mit Wasser auffüllen.

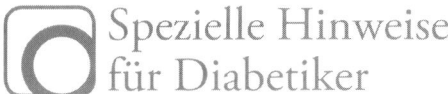

Spezielle Hinweise für Diabetiker

Diabetiker und auch Prädiabetiker haben häufig Gewichtsprobleme. Zwei Drittel aller Typ-2-Diabetiker sind nach Studien übergewichtig. Klar ist auch: Eine Gewichtsreduktion im Verbund mit mehr Bewegung verbessert die Stoffwechselsituation fast immer positiv.

> Hier können die Schüßler-Salze in der Neueinstellung und Aktivierung des Stoffwechsels gut unterstützen. Diabetiker sollten berücksichtigen, dass 48 biochemische Tabletten zu 0,25 g einer Broteinheit (BE) entsprechen.

Eine ausgewogene Ernährung ist neben der regelmäßigen Selbstkontrolle und der regelmäßigen körperlichen Bewegung das Fundament einer erfolgreichen Diabetes-Behandlung. Die moderne Diabetes-Ernährung unterscheidet sich kaum von der Ernährung des Gesunden. Für den Diabetiker muss also nicht extra gekocht werden. **Die Grundregeln einer gesunden Ernährung gelten daher auch für Diabetiker!** Schokolade, Ketchup „für Diabetiker geeignet" – die gesamte Produktpalette mit der Aufschrift „für Diabetiker geeignet" ist in vielen Fällen irreführend und die Produkte sind für eine diabetesgerechte Ernährung wenig oder nicht geeignet. Die Experten der Deutschen Diabetes-Gesellschaft und der International Diabetes Federation fordern sogar, diese Kennzeichnungen europaweit nicht mehr zuzulassen. Es handelt sich bei den Lebensmitteln mit dem Aufdruck „für Diabetiker geeignet" vor allem um Produkte, in denen Haushaltszucker durch Zuckeralkohole oder Fruchtzucker ersetzt wurde. Fruchtzucker treibt zwar den Insulinspiegel nicht hoch, wird aber von der Leber als Fett verarbeitet und kann ab einem gewissen Maß dick machen. Viele der „Diabetiker-Lebensmittel" enthalten einen hohen Anteil an gesättigten Fettsäuren und sind deshalb echte „Dickmacher". Die Produkte erwecken den falschen Schein, sie seien gut für Diabetiker und lenken sogar noch von einem gesunden Essverhalten ab.

Hinsichtlich der Energiezufuhr gibt es grundsätzlich keine unterschiedlichen Empfehlungen für Diabetiker und Nicht-Diabetiker. Sie sollte so hoch sein, dass ein normales Körpergewicht erreicht bzw. gehalten wird. Dies ist vor allem für den Typ-2-Diabetiker von entscheidender Bedeutung, da die Wirkung des Insulins mit steigendem Körpergewicht abnimmt. Daher führt in den meisten Fällen eine Gewichtsreduktion zu einer Verbesserung oder sogar Normalisierung der Blutzuckerwerte. Kohlenhydrate sind die einzigen Nährstoffe, die Einfluss auf den Blutzuckerspiegel haben. Trotzdem darf ein Diabetiker sie nicht aus dem Speiseplan streichen. Ihr Anteil an der Gesamtaufnahme sollte genauso hoch wie beim Gesunden liegen. Es kann aber für Diabetiker sinnvoll sein, die Kohlenhydrate auf bis zu sechs Mahlzeiten aufzuteilen, um starke Blutzuckerschwankungen zu vermeiden. Diabetiker sollten daher grundsätzlich auf kohlenhydrathaltige Lebensmittel zurückgreifen, die den Blutzuckerspiegel langsam ansteigen lassen.

Lebensmittelgruppe	Resorptionsgeschwindigkeit
Zuckerhaltige Getränke, „isolierter" Zucker, Süßigkeiten*	Kohlenhydrate schießen ins Blut
Weißmehlprodukte und Obst	Kohlenhydrate strömen ins Blut
Vollkorngetreideprodukte und Kartoffeln	Kohlenhydrate fließen ins Blut
Kohlenhydrate aus Gemüse und Hülsenfrüchten	Kohlenhydrate sickern ins Blut

*eine Ausnahme stellen fettreiche Süßigkeiten wie z.B. Schokolade dar, da die Resorption des Zuckers durch den hohen Fettgehalt verlangsamt wird.

Quelle: Deutsches Ernährungsberatungs- und Informationsnetz

Mikronährstoffe sind besonders wichtig für Diabetiker, um Folgeerkrankungen zu vermeiden. Die Vitamine A, C und E sowie einige sogenannte sekundäre Pflanzenstoffe sind in der Lage, freie Radikale zu neutralisieren. Sie tragen somit zur Prophylaxe der typischen diabetischen Folgeschäden, wie z.B. Durchblutungsstörungen der Herzkranzgefäße, der Beine, der Augen usw. bei. Diese und weitere wichtige Mikronährstoffe wie Chrom, Mangan, Zink sind in frischem Obst und Gemüse enthalten. Deshalb sollten diese Nahrungsmittel täglich auf dem Speiseplan stehen. Auch an eine Ergänzung mit Mikronährstoffen sollte gedacht werden. Die Schüßler-Salze unterstützen in Prophylaxe und Begleitung.

Hinweis

Diabetiker, die insulinpflichtig sind oder bestimmte Medikamente einnehmen müssen, dürfen ihre Ernährung nur in enger Abstimmung mit dem behandelnden Diabetologen umstellen und keine Mode-Diäten durchführen. Halten Sie im Zweifel immer Rücksprache. Nehmen Sie für die Anwendung der Schüßler-Salze eine fachkundige Beratung in Anspruch. Adressen von ausgebildeten Beraterinnen und Beratern finden Sie auf der Internetseite www.institut-fuer-biochemie.de.

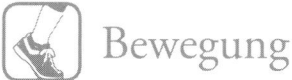

Bewegung

Glauben Sie wirklich, dass Menschen für das Sitzen oder Liegen gemacht sind? Wie fühlen wir uns nach einem Tag, an dem wir uns vom Bett aufs Sofa und dann wieder ins Bett geschleppt haben oder an dem wir den ganzen Tag nur am Schreibtisch saßen?

Wenn Sie Sportarten wie Wandern, Laufen, Walken oder Schwimmen nur eine halbe Stunde am Tag ausüben, dankt es Ihnen Ihr Körper mit Vitalität und Frische. Ihre Seele dankt es Ihnen auch, denn bei Bewegung schüttet das Gehirn vermehrt Glückshormone wie Serotonin und Endorphine aus. Untersuchungen zeigen, dass Bewegung selbst bei schweren Depressionen die Stimmung heben kann. Bei Niedergeschlagenheit können Waldläufe genauso wirksam sein wie eine Therapie. Bewegen wir unseren Körper, fühlen wir uns besser, haben mehr Selbstvertrauen, weniger Angst und sind optimistischer.

Entspannung

Neben der Meditation oder gewissen Atemtechniken gibt es zahlreiche andere Möglichkeiten, sich tief zu entspannen, etwa Yoga, Tai Chi oder Autogenes Training. Verkrampfungen, Anspannungen, Stress und Hektik können im Zustand der Entspannung gelöst werden. Wenn wir uns am Tag für nur zehn Minuten in Stille an einen ruhigen Ort setzen und in uns hineinhorchen, steigert das unser Wohlbefinden schon erheblich. Wir werden aufmerksamer, ausgeglichener und fröhlicher. Wir schöpfen Kraft aus dem Inneren und sind den täglichen Anforderungen besser gewachsen.

Übung

Probieren Sie es aus! Sorgen Sie dafür, dass Sie die nächsten zehn Minuten nicht gestört werden. Zünden Sie eine Kerze an, setzen Sie sich im Schneidersitz hin, machen Sie es sich mit Decke und Kissen bequem und betrachten Sie dann die Kerze, während Sie bewusst ein- und ausatmen. Spüren Sie, wie sich Ihr Bauch hebt und senkt. Achten Sie nur auf Ihren Atem und auf die Kerze vor Ihnen. Um die Entspannung zu verstärken, können Sie auch bei jedem Atemzug von 10 langsam herunterzählen. Danach bleiben Sie einfach sitzen und werden still. Wenn nun Gedanken auftauchen, beobachten Sie sie. Nehmen Sie bewusst wahr, was es in Ihnen denkt, so als ob Sie jemand anderes wären, der Ihre Gedanken genau verfolgen will. Fragen Sie sich dann: „Woher kommt mein nächster Gedanke?" Erstaunlicherweise werden die Gedanken deutlich weniger und verschwinden für eine Zeit ganz, wenn wir sie ganz bewusst wahrnehmen wollen. Diese „gedankenlose Zeit" versetzt uns in einen anderen Bewusstseinszustand, der heilsam und befreiend wirken kann.

Teil IV: Die 12 Schüßler-Salze für mehr Leichtigkeit

Die Schüßler-Salze und ihre Wirkung haben sich in ihrer 135-jährigen Geschichte immer wieder bestätigt. Ihr Impuls bringt den Menschen „in Bewegung". Da die Prozesse der körperlichen Ebene stets mit der seelischen Ebene verknüpft sind, kann der feine Impuls der Schüßler-Salze Beginn eines Prozesses sein, der dem Menschen neue Entwicklungspotenziale in seinem Leben eröffnet – ähnlich einem Tropfen, der auf einer glatten Wasseroberfläche immer größer werdende Kreise auslöst.

Leichter werden! Das leisten die Schüßler-Salze:

- Schüßler-Salze geben den Impuls zur Veränderung! Sie stärken die physischen Kräfte des Menschen. Ein vitaler Mensch ist eher bereit, sich von Verhaltensstrukturen zu lösen und Veränderungen mutig anzugehen.
- Schüßler-Salze stärken die körperlichen Funktionen. Der Stoffwechsel wird angeregt, das körperliche Gleichgewicht unterstützt.
- Schüßler-Salze helfen, aus ungesunden Bedürfnisspiralen auszusteigen.
- Schüßler-Salze stärken das Durchhaltevermögen.

Schüßler empfahl 12 Mineralstoffverbindungen, die bis heute als Schüßler-Salze (Basis-Salze) bekannt sind:

Nr. 1 Calcium fluoratum (D 12)
Nr. 2 Calcium phosphoricum (D 6)
Nr. 3 Ferrum phosphoricum (D 12)
Nr. 4 Kalium chloratum (D 6)
Nr. 5 Kalium phosphoricum (D 6)
Nr. 6 Kalium sulfuricum (D 6)

Nr. 7 Magnesium phosphoricum (D 6)
Nr. 8 Natrium chloratum (D 6)
Nr. 9 Natrium phosphoricum (D 6)
Nr. 10 Natrium sulfuricum (D 6)
Nr. 11 Silicea (D 12)
Nr. 12 Calcium sulfuricum (D 6)

Die Nummerierung der Schüßler-Salze wurde erst nach Schüßlers Tod von den Herstellern der biochemischen Funktionsmittel eingeführt. Sie hat sich bei den Anwendern als kurze Bezeichnung derart verankert, dass teilweise nur noch die Nummern angegeben werden. Im (englischsprachigen) Ausland ist teilweise eine andere Nummerierung üblich. Die Nachfolger Schüßlers führten weitere Funktionsmittel ein, sodass heute in der Biochemie nach Dr. Schüßler bis zu 27 Funktionsmittel genutzt werden.

In den nachfolgenden Erläuterungen zu den Schüßler-Salzen finden Sie jeweils:
● einen Steckbrief zu den Funktionen,
● Tipps für die Anwendung,
● Besonderheiten,
● Tipps für die äußere Anwendung,
● Anregungen zur Körperarbeit,
● Bezüge zur Persönlichkeit:
  – Themen
  – Schwere Glaubenssätze
  – Klärende Fragen
  – Leichte Glaubenssätze
  – Praxis-Tipps

Nr.1: Calcium fluoratum (D 12)

Schutz und Halt: Calcium fluoratum reguliert die Elastizität der Gewebe und ist Baustein für gesunde Knochen und Zähne.

Tipp Cremen Sie sich morgens und abends mit der Lotion Nr. 1 ein.

Steckbrief Nr. 1 Calcium fluoratum

- Es reguliert die **Elastizität der Gewebe** und unterstützt deren Fähigkeit, sich zu dehnen und wieder zusammenzuziehen.
- Eine regelmäßige Anwendung **stärkt die Haut** und die aufrechte **Körperhaltung**.
- Es unterstützt die **Bindung des Hornstoffs** (Keratin).
- Es ist wichtig für den **Aufbau der Haare, Nägel und der Oberschicht der Haut**.
- Es kräftigt **Gefäßwände**.
- Es stabilisiert und stärkt **Knochen und Zähne**. Prophylaktische Anwendung unterstützt einen festen, elastischen Körperbau und den gesunden Aufbau des Zahnschmelzes.

Besonderheit
Außer in akuten Situationen (z.B. Bänderdehnungen) über einen längeren Zeitraum (mehrere Monate) anwenden. Gute Unterstützung bietet die äußere Anwendung von Calcium fluoratum in Form von Auflagen, Bädern, Salben, Cremes oder Lotionen.

Äußere Anwendung
Bänderschwäche, Krampfadern, Hämorrhoiden, Hornhaut, Schrunden, Nagelverwachsungen, Gewebsverhärtungen, Narbengewebe, verhärtete Drüsen, verhärtete Lymphknoten, Kropfknoten, Schwangerschaftsstreifen (+ Nr. 11), Dammpflege vor der Geburt, schlaffe Haut

Beispiel für äußere Anwendung (Bad)

Mit einem Mineralstoffbad für die Füße wird raue Haut wieder geschmeidig. Je sieben Tabletten in warmem Wasser auflösen und die Füße 10–15 Minuten darin baden. Mineralstoffkombination: Nr. 1 Calcium fluoratum, Nr. 8 Natrium chloratum, Nr. 11 Silicea.

Calcium fluoratum unterstützt bei
Schwindel, Vergesslichkeit, mangelnder Flexibilität, Überspanntheit und dadurch bedingte Unruhe, großer Sorge um den „guten Eindruck"

Körperarbeit
Entspannungstechniken, z.B. Yoga, Wassergymnastik, Dehnungsübungen, Manualtherapie

Bezug zur Persönlichkeit
Themen:
- der Schutz des eigenen Lebens und die Abgrenzung zu anderen Menschen,
- die Haltung und die notwendige Flexibilität, die die unterschiedlichen Lebenssituationen erfordern.

Schwere Glaubenssätze
Ich brauche Sicherheit.
Ich brauche Anerkennung.
Ich brauche Halt.
Ich brauche Ordnung und Kontrolle.
Ich brauche Harmonie.
Ich bin ohne die Anerkennung anderer nicht viel wert.
Wenn ich Nein sage, mögen mich die anderen nicht mehr.
Ich muss etwas tun, damit die anderen mich mögen.

Klärende Fragen
Was will ich?
Was kann ich?
Wozu stehe ich?
Welche Werte habe ich? Was ist mir wichtig?
Wer bin ich?
Wie kann ich meine Bedürfnisse stillen?

Leichte Glaubenssätze
Ich vertraue mir und dem Leben.
Ich habe alle Ressourcen in mir, die ich brauche.
Ich werde gehalten.
Es ist alles in Ordnung, so wie es ist.
Wenn ich in mir Widerstand fühle, gebe ich dem Ausdruck.
Andere mögen mich, wenn ich zu mir stehe.

Praxis-Tipp
Sagen Sie zu einer Person in Ihrer Umgebung bewusst und liebevoll „Nein", wenn Sie den Impuls dazu verspüren. Wie fühlen Sie sich? Wie reagiert der andere?

Nr. 2: Calcium phosphoricum (D 6)

Aufbau und Kräftigung: Calcium phosphoricum mineralisiert Knochen und Zähne und unterstützt Wachstum und Regeneration.

Tipp Milch und Molkeproteine regen die Insulinbildung stark an und greifen nachhaltig in die endokrine Regulation des Körpers ein. Meiden Sie Milchprodukte. Nutzen Sie als Calciumquelle Gemüse, Vollkorn und in Maßen Käse. Bewegung an der frischen Luft ist der beste Reiz für die Knochenbildung und eine ausreichende Vitamin-D-Versorgung. Planen Sie Spaziergänge!

Steckbrief Nr. 2 Calcium phosphoricum

- Es spielt bei allen **Aufbauvorgängen im Körper** eine wesentliche Rolle. Nach Erkrankungen unterstützt Calcium phosphoricum die Ausheilung und Regeneration.
- Es unterstützt den **Aufbau von Knochen und Zähnen**. In der Biochemie nach Dr. Schüßler gilt Calcium phosphoricum als Hauptmittel bei Osteoporose.
- Es ist ein **blutbildendes Mittel**, also Voraussetzung für den Zellaufbau.
- Es ist Bindemittel für den organischen **Aufbau des Eiweißes**. Werden Eiweiße im Körper nicht mehr ausreichend verarbeitet, kommt es zu einer Anschwemmung mit Eiweißflocken, der sogenannten Eiweißdickleibigkeit (s.a. Nr. 4 Kalium chloratum).
- Es ist Betriebsstoff der **willkürlichen Muskulatur** und gilt als Hauptmittel bei Muskelkrämpfen.

Besonderheit

Die Leidenschaft für Pikantes, Ketchup, Geräuchertes, Senf oder Lakritz zeigt einen hohen Bedarf des Körpers an Calcium phosphoricum an!

Äußere Anwendung

Knochenbrüche, Bäder bei Wachstumsschmerzen oder Schmerzen nach alten Knochenbrüchen, schwache Knochen, Verspannungen im Nacken (Auflage als Kompresse oder Cremegel, Salbe), Muskelverspannungen allgemein, abendliche Bäder bei Muskelkrämpfen (+ Nr. 7).

 Beispiel für äußere Anwendung (Kompresse)

Bei verspanntem Nacken werden zusätzlich zur inneren Einnahme je 10 Tabletten Nr. 2 Calcium phosphoricum und Nr. 7 Magnesium phosphoricum in sehr warmem Wasser aufgelöst. Die Wassermenge sollte so bemessen sein, dass ein Tuch darin getränkt werden kann, das auf dem verspannten Nacken aufgelegt wird. Mit Folie und Handtuch abdecken und ca. 15 Minuten einwirken lassen.

Calcium phosphoricum unterstützt bei

Nachlassen der geistigen Stärke und Nervenkraft, Nervenschmerzen, leichter Erregbarkeit, permanenter Sorge um die Existenz oder Gesundheit, mangelnder Bereitschaft, Veränderungen anzunehmen, dem Gefühl, bedroht zu werden

Körperarbeit

Ergotherapie, Muskelaufbautraining unter therapeutischer Anleitung, Physiotherapie, Bioenergetik, Radfahren, Wandern, Schwimmen, Nordic Walking

Bezug zur Persönlichkeit

Themen:
- Aufbau der Persönlichkeit
- Innere Substanz und Stärke

Schwere Glaubenssätze

Ich brauche Ordnung und Beständigkeit in meinem Leben.
Das Leben sollte mir Sicherheit geben.
Ich muss etwas tun, um jemand zu sein.
Ich werde nicht gesehen.
Ich bin nicht richtig.
Es könnte etwas Bedrohliches passieren.
Ich könnte krank werden.

Klärende Fragen

Wer gibt mir Halt im Alltag?
Auf wen kann ich mich verlassen?
Was ist das Schlimmste, das passieren könnte?
Male ich mir meine Zukunft eher schwer oder leicht aus?

Leichte Glaubenssätze

Ich bin und das genügt.

Leben unterliegt einem beständigen Wandel.
Ich bin den Herausforderungen des Lebens gewachsen.
Jedem Anfang wohnt ein Zauber inne ...

Praxis-Tipp
Melden Sie sich zu einem Schnupperkurs Yoga oder Autogenes Training
an. Sie brauchen Entspannung und einen festen Termin, um einen solchen Kurs im Alltag auszuüben.

Nr. 3: Ferrum phosphoricum (D 12)

**Erste Hilfe: Ferrum phosphoricum unterstützt einen gesunden Stoff-
wechsel und ein starkes Immunsystem.**

Tipp Kalte Füße? Cremen Sie Ihre Füße mit Nr. 3 ein. Massieren Sie
jeden Zehen! Das aktiviert auch die Reflexzonen und regt den
Stoffwechsel an.

Steckbrief Nr. 3 Ferrum phosphoricum
- Es ist das **Hauptmittel zur Anregung des Stoffwechsels**. Ferrum
  phosphoricum unterstützt den Transport von Sauerstoff im Körper,
  aber auch den Transport anderer wesentlicher Stoffe. Dringen beispielsweise Krankheitserreger in den Körper ein, müssen Abwehrstoffe
  mobilisiert und transportiert werden.
- Es ist das notwendige Funktionsmittel im **ersten Stadium einer
  Krankheit**. Zur Stärkung der Abwehrkräfte kann Ferrum phosphoricum vorbeugend gegeben werden.
- Es ist wichtig für die **Energiegewinnung der Zelle**. Bei muskulären
  Beanspruchungen lässt sich Muskelkater mit der vorbeugenden Einnahme von Ferrum phosphoricum verhüten.

Äußere Anwendung
Verletzungen, Entzündungen, Zerrungen, Prellungen, Rötungen allgemein, Schmerzen, Verbrennungen (+ Nr. 8).

 Beispiel für äußere Anwendung

Bei kleineren Verletzungen bzw. schmerzenden Hautstellen werden mehrere Tabletten Ferrum phosphoricum mit Wasser zu einem Brei angerührt. Die Menge an Tabletten hängt von der Fläche ab, die bedeckt werden soll. Der Brei wird aufgetragen und mit einer Frischhaltefolie abgedeckt. Rund 15 Minuten einwirken lassen. Bei Bedarf kann die Anwendung mehrfach wiederholt werden.

Ferrum phosphoricum unterstützt bei
Überempfindlichkeit, permanenter Reibung, vorschnellem Handeln, mangelnder Bereitschaft zur Auseinandersetzung, immer aktiv oder im Gegenteil immer passiv sein

Körperarbeit
Cranio-Sacral-Therapie, Osteopathie, Aufenthalte im Freien

Bezug zur Persönlichkeit
Themen:
- Auseinandersetzung mit der Umwelt
- Auseinandersetzung mit der eigenen Person

Schwere Glaubenssätze
Der andere will mir was.
Er/Sie sollte anders sein, als er/sie ist.
Das Leben sollte meinen Vorstellungen entsprechen.
Ich muss für mein Recht kämpfen.
Menschen sollten Regeln einhalten.
Wenn mich jemand kritisiert, bedroht das mein Selbstbild.

Klärende Fragen

Sind die Urteile, die ich über andere fälle, gerecht?

Trifft das, was ich an anderen kritisiere, auch auf mich selbst zu?

Wie kann ich mich mit dem anderen lösungsorientiert auseinandersetzen?

Leichte Glaubenssätze

Ich lasse die Urteile über andere Menschen los.

Der andere tut das Beste, was er kann.

Kritik von anderen fördert mein Wachstum.

Ich bin bereit, Veränderungen in meinem Leben zuzulassen.

Praxis-Tipp

Nehmen Sie sich ein Blatt Papier und notieren Sie alle Urteile über die Welt, Ihr Leben und andere Personen, die in Ihnen auftauchen. Überprüfen Sie diese Urteile auf ihren Wahrheitsgehalt. Unterstützen kann Sie dabei „The Work" von Byron Katie (www.thework.com).

Nr. 4: Kalium chloratum (D 6)

Entgiftung: Kalium chloratum ist ein wichtiges Funktionsmittel für Schleimhäute und Drüsen.

Tipp Couperose und Besenreiser morgens und abends mit Nr. 4 eincremen.

Steckbrief Nr.4 Kalium chloratum

- Es ist ein biochemisches Funktionsmittel der **Drüsen**. Die Tätigkeit vieler Drüsen (beispielsweise der Verdauungsdrüsen und der Talgdrüsen) kann unterstützt werden.
- Es ist wichtig für die **Ausscheidung chemischer Gifte**.
- Es ist das biochemische Hauptmittel im **zweiten Stadium einer Erkrankung**, wenn eine Entzündung beginnt, sich im Körper auszubreiten. Aus-

reichende Gaben von Kalium chloratum sollen verhindern helfen, dass sich die Krankheit im Körper festsetzt und womöglich chronisch wird.

• Es unterstützt den **Eiweißstoffwechsel** und bindet Faserproteine im Körper. Ein Defizit ist erkennbar an Hautgrieß oder weißen, weiß-grauen Ausscheidungen. Wenn das zugeführte Eiweiß im Körper nicht mehr verarbeitet werden kann, wird Eiweiß im Gewebe abgelagert. Das Gewebe fühlt sich straff und fest an und erscheint hell.

Bei einem aus Problemen des Eiweißstoffwechsels resultierenden Übergewicht hat sich folgende Kombination bewährt:

Schüßler-Salz	Funktion	Tab./Tag
Nr. 2 Calcium phosphoricum	organischer Aufbau des Eiweißes	7
Nr. 4 Kalium chloratum	Aufbau des Bindegewebes	7–10
Nr. 8 Natrium chloratum	Flüssigkeitshaushalt	7
Nr. 9 Natrium phosphoricum	Säureabbau	7–10
Nr. 10 Natrium sulfuricum	Ausscheidung	7–10
Nr. 12 Calcium sulfuricum	Eiweißabbau	7

Besonderheit

Elektromagnetische Belastungen, Alkoholkonsum und große Mengen von Milchprodukten erhöhen den Bedarf an Kalium chloratum.

Äußere Anwendung

Hautgrieß, Besenreiser, Couperose, Krampfadern, Verklebungen, schmerzende Brustdrüsen (+ Nr. 3), Warzen (+ Nr. 10)

Kalium chloratum unterstützt bei

Schwierigkeiten, Gefühle zu zeigen, Verleugnung der eigenen Bedürfnisse, Gefühlskälte oder dem Gegenteil, etwa übertriebene Darstellung der Gefühle, Hysterie

Körperarbeit
Übungen zur Koordination, Brain Gym, Osteopathie, Hängematte oder
-stuhl („Die Seele baumeln lassen"). Dies unterstützt auch die Verbindung der beiden Gehirnhälften.

Bezug zur Persönlichkeit
Themen:
● Gefühle wahrnehmen
● Gefühle leben

Schwere Glaubenssätze
Wenn ich Gefühle zeige, könnte ich verletzt werden.
Denken ist sicherer als Fühlen.
Ich brauche nichts von anderen.
Meinem Körper kann ich nicht vertrauen.
Ich muss mich zeigen.

Klärende Fragen
Wann bin ich das letzte Mal meinem Instinkt gefolgt?

Leichte Glaubenssätze
Ich fühle, also bin ich.
Gefühle zu zeigen schafft Nähe.
Es reicht, zu sein.
Ich genüge mir selbst.

Praxis-Tipp
Fragen Sie sich öfter am Tag, wie Sie sich fühlen. Teilen Sie Ihre Gefühle
mit anderen, denen Sie vertrauen. Fragen sie auch nach deren Gefühlen.
Das schafft Nähe und Vertrauen zu sich selbst und den anderen.

Nr. 5: Kalium phosphoricum (D 6)

Energie und Nervenkraft: Kalium phosphoricum baut Gehirn-, Nerven- und Muskelzellen auf.

Tipp Müde? Energielos? Massieren Sie Ihre Schläfen mit der biochemischen Creme Nr. 5!

Steckbrief Nr. 5 Kalium phosphoricum

- Es ist wichtiges Funktionsmittel für Gehirn und Nerven. Es hilft, im Körper Lecithin aufzubauen, das unser Gehirn benötigt. Starke nervliche und geistige Belastungen, zum Beispiel Prüfungssituationen, erhöhen den Bedarf an Kalium phosphoricum.

Hinweis

Verwenden Sie zur Unterstützung ungesättigte Fette in Form von Ölen (z.B. mittags zur Rohkost eine Mischung aus Distelöl, Sojaöl und Oliven- oder Leinöl). Ergänzen Sie Ihre Nahrung kurweise mit einem naturreinen, nicht genmanipulierten Lecithinpräparat. Das unterstützt einen gesunden Fettstoffwechsel und stärkt das Nervensystem.

- Es bringt **frische Kraft** bei Erschöpfungszuständen seelischer und körperlicher Art, Gedächtnis- oder Muskelschwäche.
- Es hilft bei **gedrückter und niedergeschlagener Stimmung**, wenn Sie sich den alltäglichen Anforderungen nicht mehr gewachsen fühlen. Mit Kalium phosphoricum kann eine risikolose Unterstützung in der Prophylaxe und Begleitung von depressiven Stimmungen gegeben werden.
- Es ist das **biochemische Antiseptikum**. Es hilft, Fäulnis- und Ermüdungsgifte im Körper zu tilgen. Unangenehmer **Mundgeruch** ist ein deutliches Zeichen für einen hohen Bedarf.
- Es wirkt **anregend** und wird daher vorzugsweise tagsüber genutzt. Allerdings kann Kalium phosphoricum bei Menschen, die abends vor

Sorgen und Gedanken nicht einschlafen können, eine ausgleichende und damit Schlaf fördernde Wirkung erzielen.

Besonderheit

Der sogenannte diffuse Hunger, die Suche nach irgendetwas Essbarem ohne eindeutige Geschmacksrichtung zeigt einen hohen Bedarf an Kalium phosphoricum an. Ebenso kann der Hunger auf Nüsse als Hinweis auf einen Bedarf gesehen werden.

Bewährte Kombination zur Stärkung:		
Schüßler-Salz	**Funktion**	**Tab./Tag**
Nr. 3 Ferrum phosphoricum	Stoffwechsel, Sauerstoff-versorgung	7–10
Nr. 5 Kalium phosphoricum	Energie, Regeneration, Kraft	7–10
Nr. 8 Natrium chloratum	Flüssigkeitshaushalt, Regeneration	7–10

In akuten Situationen die Tabletten in 0,3 Liter Wasser auflösen und schluckweise trinken. Dabei den Schluck einen Moment im Mund halten.

Äußere Anwendung

Erschöpfungen der Muskeln, Lähmungsgefühle, geschädigte Nerven, Wunden und Ausflüsse mit üblem Geruch

Kalium phosphoricum unterstützt bei

Energielosigkeit, depressiver Verstimmung, Erschöpfung, Überforderung, Burn-out, fehlender klarer Arbeitsstruktur (diffus), dem Gefühl, der Verstand ist wie gelähmt, Problemen, Schwächen einzugestehen, Pessimismus

Körperarbeit

Eurythmie, Shiatsu, Therapieformen, die den Atem zu seiner Ruhe und Fülle zurückführen, Vojta (bei Problemen des ZNS, Lähmungen), Cranio-Sacral-Therapie

Bezug zur Persönlichkeit

Themen:

● Erreichbarkeit der formulierten Ziele
● Angemessener Einsatz der eigenen Kräfte

Schwere Glaubenssätze

Ich will den Anforderungen an mich gerecht werden.
Ich muss etwas leisten.
Ich bin nichts wert, wenn ich nichts leiste.
Ich sollte perfekt sein.
Ich muss das schaffen, es geht nicht anders.
Die Arbeit macht kein anderer für mich.
Jemand könnte meine Schwächen erkennen.
Die Welt ist grau.

Klärende Fragen

Wie kann ich meine Energiespeicher wieder auffüllen?
Welche Entspannung könnte ich in meinen Alltag einbauen?
Wer bin ich, wenn ich nichts leiste?
Was macht mir besonders viel Freude?
Was würde passieren, wenn ich die Anforderungen, die an mich gestellt werden, nicht erfülle?

Leichte Glaubenssätze

Ich bin frei zu entscheiden, was mir gut tut.
Ich werde auch ohne Leistung geliebt.
Ich darf Nein sagen, wenn ich etwas nicht mehr schaffe.
Ich erledige meine Aufgaben, soweit ich kann.

Praxis-Tipp
Neben dem Erlernen einer Entspannungstechnik ist es wichtig für Sie, Ihre Freude am Leben wieder zu entdecken. Was bereitet Ihnen große Freude? Was haben Sie als Kind schon gern getan? Bereiten Sie sich in den nächsten drei Tagen selbst eine Freude!

Nr. 6: Kalium sulfuricum (D 6)

Tiefenreinigung und Ausheilung: Kalium sulfuricum unterstützt den Stoffwechsel der Zelle.

Tipp Nehmen Sie zusätzlich zur „Stoffwechselkur" Nr. 6 zur „Tiefenreinigung". Dosierung gemäß Starter- oder Turbo-Plan (s. S. 90ff.).

Steckbrief Nr. 6 Kalium sulfuricum
- Es ist wichtig für die **Sauerstoffübertragung in die Zelle** und damit für die Zellerneuerung. Bei einem Defizit an diesem Mineralstoff entsteht ein großes Verlangen nach frischer Luft.
- Es ist das **Mittel im dritten Entzündungsstadium** und somit das Folgemittel von Nr. 4 Kalium chloratum. In diesem Stadium droht die Krankheit in ein chronisches Stadium überzugehen.
- Es ist beteiligt an der **Pigmentierung der Oberhaut** und bei gelblich-klebrigen Abschuppungen erforderlich.
- Es ist **Betriebsstoff der Bauchspeicheldrüse**. Unterstützt die Produktion der Verdauungssäfte und des Insulin in den Langerhansschen Inseln.
- Es unterstützt die **Entgiftungsleistung der Leber** und ist zuständig für den Abtransport belastender Stoffe aus der Zelle, die der Körper in seiner Not dort deponieren musste.

Wichtig
Bei der Einnahme von Kalium sulfuricum ist zu berücksichtigen, dass die meisten Menschen aufgrund der heutigen Belastungen Deponien ange-

häuft haben, die jetzt durch die Einnahme von Kalium sulfuricum wieder abgebaut werden können. Um die belastenden Stoffe aus dem Körper ausscheiden zu können, bedarf es der Unterstützung durch Nr. 10 Natrium sulfuricum.

Besonderheit
Das ständige Bedürfnis nach frischer Luft („Lufthunger") verweist auf einen Bedarf an Kalium sulfuricum. Röststoffe, wie sie beispielsweise im Kaffee oder beim Rauchen vorkommen, erhöhen den Bedarf an Kalium sulfuricum.

Äußere Anwendung
Pigmentflecken, Pigmentierungsstörungen allgemein, gelbliche Schuppen auf der Haut, Muskelkater, bei bräunlich-gelblichem Ausfluss der Schleimhäute

Kalium sulfuricum unterstützt bei
Ärger, Verurteilung von allen und allem, nächtlichem Herzklopfen, Missmut, negativer Grundhaltung

Körperarbeit
Spaziergänge an der frischen Luft („Machen Sie Ihrem Ärger Luft!")

Bezug zur Persönlichkeit
Themen:
● Ausdruck der eigenen Bedürfnisse
● Auseinandersetzung mit den Erwartungen der anderen

Schwere Glaubenssätze
Er/Sie sollte anders sein.
Er/Sie ist nicht freundlich/hilfsbereit/fleißig genug.
Immer muss ich alles alleine machen.
Ich sollte die Erwartungen anderer erfüllen.

Der andere will mir was.
Meine eigenen Bedürfnisse sind nicht so wichtig.

Klärende Fragen
Was will ich?
Was brauche ich von anderen?
Wie kann ich meine Bedürfnisse erfüllen?
Was kann der andere für mich tun?

Leichte Glaubenssätze
Ich lasse alle Urteile über die anderen los.
Ich bin bereit, den anderen meine Bedürfnisse mitzuteilen.
Ich bin für mein Glück alleine verantwortlich.
Ich kann den anderen fragen, was er will.
Ich darf andere um Unterstützung bitten.

Praxis-Tipp
Melden Sie sich für einen Kommunikationskurs an oder beschäftigen Sie sich mit der Gewaltfreien Kommunikation nach Rosenberg. Das wird Ihnen helfen, Ihre Bedürfnisse auszudrücken

Nr. 7 Magnesium phosphoricum (D 6)

Entspannung: Magnesium phosphoricum nimmt Einfluss auf das Nervensystem.

Tipp Nutzen Sie in Stresssituationen die innere und äußere Anwendung von Nr. 7. Cremen Sie sich täglich mit der Lotion Nr. 7 ein.

Steckbrief Nr. 7 Magnesium phosphoricum
- Es ist ein großes Nervenmittel und steuert das **vegetative Nervensystem**. Es unterstützt den **Energiehaushalt**.

- Es unterstützt **unwillkürliche Funktionen im Körper**: die peristaltische Tätigkeit des Darms, die Drüsentätigkeit, die Gebärmutter, das Herz und die Fließfähigkeit der Lymphe.
- Es ist Bestandteil der **Knochenhüllen** und besonders für Kinder im Wachstum wichtig.
- Es ist durch seine **entspannende Wirkung** ein „biochemisches Schlafmittel", aber auch bewährt bei sogenannten Morgenmuffeln. Auch das „Lampenfieber" vor aufregenden Ereignissen oder das „Kloßgefühl" im Hals verweisen auf einen Bedarf an Magnesium phosphoricum.

Der **Hunger auf Schokolade** ist ein deutliches Zeichen für ein Defizit an Magnesium phosphoricum! Auch starker Kaffee- und Nikotingenuss verweisen auf hohe Anspannung und damit auf den Bedarf an diesem Mineralstoff.

„Die Heiße Sieben"

Magnesium phosphoricum ist das einzige Schüßler-Salz, das in aufgelöstem heißen Wasser eine besondere Funktion ausübt. Durch den (kurzen) Abkochvorgang werden zunächst die Gase aus dem Wasser getrieben. In Verbindung mit 7 bis 10 Tabletten Magnesium phosphoricum entsteht eine Lösung, die den Körper unterstützt, Fäulnisgase aus dem Darm auszutreiben. Gleichzeitig wird die Entkrampfung und Entspannung unterstützt. Aufgrund der schnell eintretenden und wohltuenden Wirkung der „Heißen Sieben" eignet sich diese Art der Einnahme auch bei allen Schmerzen, die plötzlich krampfartig, blitzartig schießend, bohrend oder stechend sind.

Äußere Anwendung

Kompressen bei Blähungskrämpfen, Menstruationsbeschwerden, nervösem Jucken der Haut (auch als Bad), bei beginnender Migräne im Nacken (+ Nr. 2, + Nr. 3, + Nr. 5) auftragen

Die „Energieschaukel"

Morgens:
Nr. 2 Calcium phosphoricum (D 6)   7–10 Tabletten

Mittags:
Nr. 5 Kalium phosphoricum (D 6)   7–10 Tabletten

Abends als „Heiße Sieben":
Nr. 7 Magnesium phosphoricum (D 6)   7–10 Tabletten

Unterstützung z.B. bei Energielosigkeit und Stress

Der besondere Tipp: Nutzen Sie die gezielte Anwendung in Bezug auf die Reflexzonen des Körpers

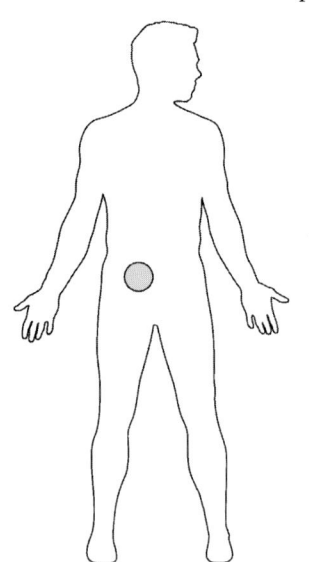

Bei Verstimmungen und Stress:
Rechter Oberbauch (3 Finger breit oberhalb der Hüfte)

Weinerlich: Nr. 5
Ärgerlich: Nr. 6
Schwankend: Nr. 7

Magnesium phosphoricum unterstützt bei

Stress, unterschwelliger Anspannung, Herzbeschwerden ohne organische Ursache, Trägheit (phlegmatisch), starker nervlicher Erregung, Sucht, mangelnder Gelassenheit, Angst vor Blamage

Körperarbeit

Quigong (chinesische Heilgymnastik), Progressive Muskelentspannung nach Jacobsen, Yoga, Osteopathie

Bezug zur Persönlichkeit

Themen:

- Anerkennung und Würde
- Geltung verschaffen

Schwere Glaubenssätze

Ich könnte mich blamieren, wenn ich mich so zeige, wie ich bin.
Ich brauche dringend Zigaretten/Essen/Alkohol.
Ich brauche Bestätigung von anderen.
Ich könnte versagen.

Klärende Fragen

Wann haben Sie sich das letzte Mal blamiert und was haben Sie daraus gelernt?
Welchen „Fehler" könnten Sie machen, der nicht auch eine Chance in sich birgt?

Leichte Glaubenssätze

Meine Schwächen sind gleichzeitig meine größten Ressourcen.
Ich bin wertvoll und einzigartig.
Ich lasse meinen ganzen Stress los, etwas leisten zu müssen.
Ich entscheide mich für mehr Leichtigkeit in meinem Leben.

Praxis-Tipp:

Legen Sie ein Tagebuch an, in dem Sie ab heute jeden Abend aufschreiben, was Sie an diesem Tag erlebt, geschaffen oder überwunden haben. Das verschafft Ihnen Selbstachtung.

Nr. 8: Natrium chloratum (D 6)
(Natriumchlorid, Chlornatron)

Entgiftung und Neuaufbau: Natrium chloratum reguliert den Flüssigkeitshaushalt.

Tipp Kontrollieren Sie Ihre Wasseraufnahme. Stellen Sie sich morgens 1,5 Liter Wasser bereit und trinken es bis zum Abend auf.

Steckbrief Nr. 8 Natrium chloratum

- Es reguliert den **Flüssigkeitshaushalt** und damit den Wasserhaushalt. Viel oder im Gegenteil wenig Durst sind Zeichen eines Bedarfs an Natrium chloratum.
- Es ist wichtig für die **Bildung neuer Zellen** und deshalb in Verbindung mit Nr. 2 Calcium phosphoricum und Nr. 5 Kalium phosphoricum gewebeaufbauend.
- Es ist wesentliches Funktionsmittel zur **Ausscheidung biologischer und metallischer Gifte** (Amalgam!).
- Es unterstützt den Stoffwechsel **nicht oder kaum durchbluteter Gewebe** wie beispielsweise Bänder, Sehnen oder Knorpel.
- **Schleimstoff** wird gebunden, sodass ein Defizit zu einem Austritt von wasserhellem, klarem Schleim führen kann. Bei Allergien ist Natrium chloratum das wesentliche biochemische Funktionsmittel.
- Es reguliert im **Magen** die Bildung von Salzsäure. Ein brennendes Gefühl im „Schlund" zeigt den Bedarf an Natrium chloratum an.

Äußere Anwendung

Bandscheibenprobleme, Gelenke, geschwollenes Knie, Sehnen und Bänder, Gicht (+ Nr. 3), Insektenstiche (+ Nr. 2), Tropfen bei trockenen Schleimhäuten

Achtung Kochsalz: Ein starkes Verlangen nach Salz oder salzigen Speisen verweist auf einen hohen Bedarf an Natrium chloratum. Reduzieren Sie die Aufnahme von Kochsalz auf die notwendige Menge. In konventionellen konservierten Lebensmitteln, auch in Wurstwaren und Käse, verstecken sich hohe Anteile an Kochsalz. Eine übermäßige Zufuhr wirkt im Körper belastend und führt zur Blutdrucksteigerung (5 Gramm pro Tag, dieser Wert wird im Durchschnitt um 100 % überschritten).

Natrium chloratum unterstützt bei

starren Haltungen, Enttäuschungen, mangelnder Geduld, der Unfähigkeit, sich neuen Bedingungen anzupassen, dafür aber in Idealen zu schwelgen, Selbstverleugnung, dem Gefühl, unter Hochdruck zu stehen, mangelnder Wahrnehmung anderer Menschen, Hirnermüdung

Körperarbeit

bei Gelenkschmerzen: Aqua-Jogging, manuelle Therapie

Bezug zur Persönlichkeit

Themen:
- Ausdruck der eigenen Bedürfnisse
- Flexibilität der Lebenshaltung

Schwere Glaubenssätze

Ich sollte lieber/netter/attraktiver sein.
Der andere sollte meine Wünsche und Bedürfnisse erraten können.
Der andere sollte mich glücklich machen.
Die Welt sollte meinem Ideal entsprechen.

Klärende Fragen

Wie kann ich mich glücklich machen?
Wie können mir andere zeigen, dass ich ihnen wichtig bin?
Kann ich andere nach ihren Wünschen fragen?
Kann ich meine eigenen Wünsche zum Ausdruck bringen?

Leichte Glaubenssätze
Ich bin für mein Glück allein verantwortlich.
Ich lasse die Dinge sich entwickeln.
Ich lebe im Augenblick.
Ich lasse alle Erwartungen an meine Umwelt los.
Die Welt ist weder gut noch schlecht. Sie ist.

Praxis-Tipp
Planen Sie Ihre nächste Reise in ein Land, in dem Sie lernen können, sich in Geduld zu üben. Indien ist ideal, Italien wäre auch möglich. Hier lernen Sie, den Dingen ihren Lauf zu lassen.
Oder stellen Sie sich bewusst in eine lange Schlange im Supermarkt und beobachten Sie Ihre Gefühle und Gedanken. Was taucht auf?

Nr. 9: Natrium phosphoricum (D 6)

Säure-Basen-Gleichgewicht und Fettstoffwechsel: Natrium phosphoricum hilft Säuren abzubauen und reguliert den Fettstoffwechsel.

Tipp Überlegen Sie, welches jahreszeitlich aktuelle Gemüse Ihrem Geschmack entspricht. Probieren Sie ein neues Rezept aus. Gemüse, roh, leicht gegart, auch Gemüsesuppen unterstützen einen ausgewogenen Säure-Basen-Haushalt.

Steckbrief Nr. 9 Natrium phosphoricum
- Es ist eine **basische Mineralstoffverbindung**, die Säuren abbaut. Sie entlastet den Körper im Falle einer **Übersäuerung**.
- Es ist Bestandteil der **Nervenbahnen**, wichtig für ein belastbares Nervensystem.
- Es reguliert den **Fettstoffwechsel**. Ein Defizit an Natrium phosphoricum kann sich daher in der Ausscheidung von Fetten (fettige Haut, Haare, Mitesser) äußern.

Besonderheit

Heißhunger auf Süßigkeiten und fette Speisen sind Signale einer Übersäuerung und verweisen auf den Bedarf an Natrium phosphoricum!

Bewährte Kombination zur Regulierung des Säure-Basen-Haushaltes:		
Schüßler-Salz	Funktion	Tab./Tag
Nr. 8 Natrium chloratum	Regulierung der Körperflüssigkeiten	7 – 1 0
Nr. 9 Natrium phosphoricum	Säureabbau	7–10
Nr. 10 Natrium sulfuricum	Leber, Darm	7–10
Nr. 23 Natrium bicarbonicum	Säureabbau, Stoffwechsel	5–7

Eine gute Unterstützung bieten zusätzlich basische Bäder: In das Badewasser wird ein Zusatz (Natron oder ein fertiger Zusatz) gegeben, sodass das Badewasser einen pH-Wert über 8,00 hat. Der Körper scheidet aufgrund des dadurch bedingten osmotischen Drucks Säuren über die Haut aus. Das braucht Zeit, deshalb sollte die Badezeit mindestens 30 Minuten betragen. Achtung: Nur Fußbäder, keine Vollbäder, bei Herz- und Kreislaufproblemen!

Äußere Anwendung

Fettarme Haut, fettige Haut, Pickel, Mitesser, Akne, geschwollene Lymphknoten (+ Nr. 12), rote Säureflecken (+ Nr. 3)

Achtung Basenpulver: Basenpulver zum Einnehmen sind für unseren Körper sehr problematisch. Sie neutralisieren die Magensäure kurzfristig, führen dann aber zu vermehrter Salzsäureproduktion im Magen und beanspruchen die basischen Reserven des Körpers. Langfristig kann es zu einer Irritation der Bauchspeicheldrüse und zu Problemen der weiteren Verdauung im Darm kommen.

Natrium phosphoricum unterstützt bei
Gereiztheit, „sauer" sein, permanentem Aufzwingen des eigenen Willens, In-sich-hineinfressen

Körperarbeit
Gehen Sie in die Sauna! Das entlastet und trainiert Immunsystem und Kreislauf. Spaziergänge an der frischen Luft, tiefes Ein- und Ausatmen, Lymphdrainage

Bezug zur Persönlichkeit
Themen:
● Bewertung des Verhaltens anderer Menschen: sauer sein!
● Das eigene Verhalten anderen Menschen gegenüber: Nachdruck!

Schwere Glaubenssätze
Ich habe ein Recht darauf, dass meine Bedürfnisse erfüllt werden.
Wenn ich genügend Druck ausübe, wird sich der andere fügen.
Er/Sie macht mich wütend, weil er/sie meinen Erwartungen nicht entspricht.
Das Leben soll mich glücklich machen.

Klärende Fragen
Gebe ich anderen genügend Raum, sich zu entwickeln?
Wie verhalte ich mich, wenn ich sauer bin?
Was könnte ich tun, damit meine Bedürfnisse und die der anderen gleichermaßen erfüllt werden?

Leichte Glaubenssätze
Ich lasse mich auf den anderen ein, so wie er ist.
Ich teile den anderen meine Bedürfnisse mit, damit sie darauf reagieren können.
Ich bin bereit, mich mit anderen auseinanderzusetzen.

Praxis-Tipp

Führen Sie in den nächsten drei Tagen ein klärendes Gespräch mit jemandem, über den Sie sich in der letzten Zeit öfter aufgeregt haben. Sagen Sie ihm/ihr deutlich, was Sie gefühlt haben, welche Ihrer Bedürfnisse verletzt wurden und um was Sie diese Person in Zukunft bitten. Achten Sie auf eine entspannte und respektvolle Atmosphäre während des Gesprächs.

Nr. 10: Natrium sulfuricum (D 6)

Entschlackung und Ausscheidung: Natrium sulfuricum unterstützt Leber und Darm.

Tipp Nehmen Sie die letzte Mahlzeit spätestens vier Stunden vor dem Schlafen ein. Das entlastet den Darm – nur so wird ausreichend Wachstumshormon gebildet, das für die Regeneration des Körpers notwendig ist.

Steckbrief Nr. 10 Natrium sulfuricum

- Es ist Voraussetzung für die **Entgiftung und Ausscheidung** von Stoffwechselprodukten.
- Es bewirkt die **Ausscheidung von Wasser** aus den Geweben. Im Falle eines Defizits können Schwellungen der Beine, Finger, Augenlider und Tränensäcke auftreten.
- Es unterstützt den **Darm**. Sowohl bei Verstopfung als auch bei Durchfall ist es ein bewährtes Mittel.
- Es reguliert die **Blasenentleerung**. Es hat sich bei Störungen wie Bettnässen, Harntröpfeln, Harnverhalten in der Anwendung bewährt.
- Es beeinflusst den **Depotzucker** und damit den Blutzuckerspiegel insgesamt. Es wird bei Diabetes Typ 2 zur Prophylaxe und Begleitung angewendet.

Schüßler-Kur für den Stoffwechsel „Säureabbau und Entgiftung"	
Schüßler-Salz	**Funktion**
Nr. 4 Kalium chloratum	bindet chemische Gifte, regt die Drüsen an
Nr. 8 Natrium chloratum	reguliert den Flüssigkeitshaushalt, stabilisiert den Säure-Basen-Haushalt, entgiftet
Nr. 9 Natrium phosphoricum	baut überschüssige Säuren ab
Nr. 10 Natrium sulfuricum	unterstützt Leber und Dickdarm in der Entgiftung
Beginnen Sie mit dem 14-Tage-Plan (s. Teil III)	

Äußere Anwendung
Geschwollene Füße, als Kompresse bei geschwollenen Oberlidern (+ Nr. 12), Warzen (+ Nr. 4), Leberwickel

Natrium sulfuricum unterstützt bei
cholerischem Verhalten, Darmbeschwerden infolge psychischem Stress, Folgen von Alkohol

Körperarbeit
Lymphdrainage, Osteopathie

Bezug zur Persönlichkeit
Themen:
- Aggressive Gefühle: spüren und annehmen
- Aggressive Gefühle im Umgang mit anderen Menschen

Schwere Glaubenssätze

Ich bin im Recht.

Andere haben mir nichts zu sagen.

Ich will, dass andere sich meinen Anforderungen fügen.

Ich muss mich gegen andere wehren.

Ich bin hilflos, wenn ich mich nicht wehre.

Klärende Fragen

Fühlen sich andere in meiner Umgebung wohl?

Kann ich meine Wut ohne Aggression ausdrücken?

Bin ich bereit, Urteile über Menschen loszulassen und zu verzeihen?

Macht es mich schwer oder leicht, wenn ich andere beschuldige?

Leichte Glaubenssätze

Ich bin bereit, meine Gefühle zu fühlen und sie respektvoll auszudrücken.

Ich bin mit den anderen verbunden.

Jeder tut das, was er kann.

Ich vergebe dir und mir.

Ich lasse die Urteile über andere und mich selbst los.

Ich entscheide mich für mehr Leichtigkeit in meinem Leben.

Praxis-Tipp

Schreiben Sie einen Brief an jemanden, dem Sie noch nicht vergeben haben, weil er Sie verletzt hat. Schreiben Sie alles auf, was Sie dieser Person schon immer sagen wollten. Geben Sie Ihrer Wut eine Stimme. Dann lesen Sie den Brief noch einmal in Ruhe durch und verbrennen Sie ihn. Sie lassen die Urteile los.

Nun schreiben Sie alles auf, was Sie dieser Person angetan haben, um sie zu verletzen. Bitten Sie diese Person gedanklich um Vergebung.

Nr. 11: Silicea (D 12)

Schönheitselixier: Silicea ist das biochemische Funktionsmittel des Bindegewebes.

Tipp Haben Sie schon einmal Hirse probiert? Sie enthält einen hohen Anteil an Kieselsäure (Silicea). Schauen Sie einmal im Reformhaus oder Bioladen nach. Es gibt dort viele Produkte mit Hirse.

Steckbrief Nr. 11 Silicea

- Es ist Hauptmittel der **Bindegewebszellen** und voraussetzend für den Aufbau des Bindegewebes. Eine gute Versorgung mit Silicea verlangsamt die Faltenbildung.
- Es gilt als biochemisches **Schönheitselixier**, weil dieser Mineralstoff ein wichtiger Baustein für die Haare und die Nägel ist.
- Es ist wesentlich an der Neubildung von **Knochen und Knorpel** beteiligt.
- Als biochemisches **Nervenmittel** hat es sich in der Anwendung bei akuten Reizungen wie Ischias bewährt.

Besonderheit

Die innere Einnahme von Silicea erfordert viel Geduld und sollte – wo möglich – durch äußere Anwendungen des Mineralstoffs unterstützt werden.

Achtung: Silicea ist wichtig für den Abbau abgelagerter Säure im Körper. Die Einnahme von Silicea führt zur Lösung dieser Säuren und sollte daher in solchen Fällen mit Nr. 9 Natrium phosphoricum und Nr. 8 Natrium chloratum zur Ausleitung und Regulierung der Säuren begleitet werden. Ohne diese notwendige Ergänzung können bei einer auf Silicea begrenzten Einnahme schmerzhafte Reaktionen in den Gelenken oder der Muskulatur oder Übersäuerungsbeschwerden des Magens auftreten.

Haut- und Haarpflege mit Schüßler-Salzen:
Mischen Sie die biochemischen Cremes und tragen Sie morgens und abends dünn auf: Nr. 1 Calcium fluoratum, Nr. 4 Kalium chloratum, Nr. 8 Natrium chloratum, Nr. 9 Natrium phosphoricum, Nr. 11 Silicea
Bereiten Sie ein Schüßler-Haarwasser zu: Nr. 1 Calcium fluoratum, Nr. 5 Kalium phosphoricum, Nr. 6 Kalium sulfuricum, Nr. 8 Natrium chloratum, Nr. 11 Silicea
Zusätzlich bei fettigen Haaren: Nr. 4 Kalium chloratum, Nr. 9 Natrium phosphoricum

Zusätzlich bei vorzeitig stark ergrautem Haar: Nr. 21 Zincum chloratum
Lösen Sie in 150 ml abgekochtem, abgekühltem Wasser je 3 bis 4 Tabletten von den Mineralstoffen auf. Der Milchzucker sollte sich absetzen. Eventuell nutzen Sie beim vorsichtigen Umschütten in eine Flasche (gibt es mit Tropfeinsatz in der Apotheke) einen Papierteefilter. Das fertige Haarwasser kann auf der Kopfhaut aufgetragen und einmassiert werden. Die angegebene Menge ist ausreichend für drei Anwendungen/drei Tage.

Äußere Anwendung

Geschlossenen Eiterungen, bei Schwangerschaftsstreifen auch zur Vorbeugung (+ Nr. 1), Leistenbruch, Nabelbruch, Falten(-bildung)

Tipp Pflegen Sie Ihre Haut mit einem Schüßler-Mineralstoffbad. Geben Sie je 12 Stück von den Nummern 1, 4, 6, 8, 9 und 11 ins Badewasser. Die Badetemperatur sollte angenehm, aber auf keinen Fall heiß sein. Die Badezeit beträgt ca. 15 Minuten.

Silicea unterstützt bei

dem Gefühl, wie „ausgehöhlt" zu sein, Wahrnehmungsstörungen, schwachen Nerven, Harmoniesucht, „Nervenbündel", „Jugendwahn", nervöser Schlaflosigkeit

Körperarbeit:
Unterstützung des Bindegewebes durch Muskelaufbau (angeleitet!)

Bezug zur Persönlichkeit
Themen:
- Verantwortung für das eigene Glück
- Auseinandersetzung oder Harmonie

Schwere Glaubenssätze
Ich sollte schön und attraktiv sein.
Ich brauche Harmonie.
Ich könnte verlassen werden.

Klärende Fragen
Was gibt meinem Leben Sinn?
Wer bin ich?
Welche Träume möchte ich noch verwirklichen?
Mit wem fühle ich mich verbunden?
Was möchte ich gerne loslassen?

Leichte Glaubenssätze
Ich bin schön und attraktiv.
Ich stelle mich mutig den neuen Herausforderungen.
Das Leben gibt mir immer einen Chance, neu anzufangen.
Ich darf mich dem anderen zumuten.

Praxis-Tipp
Machen Sie einen Visionstag. Was wünschen Sie sich für Ihr Leben? Welches Land wollen Sie bereisen? Welchen Gipfel erklimmen? Was liegt vor Ihnen? Schreiben Sie alles auf und fühlen Sie sich in Ihre Ziele so ein, als ob Sie schon verwirklicht wären.

Nr.12: Calcium sulfuricum (D 6)

Blockadebrecher: Calcium sulfuricum ist das biochemische Funktionsmittel für die Durchlässigkeit der Gewebe.

Tipp   Wenn Sie das Gefühl haben, nichts gehe mehr, nehmen Sie zusätzlich zur „Stoffwechselkur" Nr. 12.

Steckbrief Nr. 12 Calcium sulfuricum

- Es ist das biochemische Funktionsmittel für die **Durchlässigkeit des Bindegewebes**. Der Zustand des Bindegewebes entscheidet darüber, wie die Zellen versorgt und Stoffwechselprodukte aus der Zelle abtransportiert werden.
- Es hat sich bei Prozessen bewährt, die ins **Stocken** geraten sind.
- Es dient allgemein als wesentliches Mittel nach einem körperlichen oder seelischen **Schock**.
- Es ist wichtig für den **Eiweißabbau** und wirkt Säure tilgend.
- Es fördert die **Ausscheidung**.

Äußere Anwendung
Offene Eiterungen, Stauungen, offene Beine, chronische Nebenhöhlenentzündung, Stockschnupfen

Calcium sulfuricum unterstützt bei
Schock, Stagnation

Körperarbeit
Bindegewebsmassage

Bezug zur Persönlichkeit
Themen:
- Wahrnehmung der Umgebung: Abkapselung von der Umwelt
- Wahrnehmung des Eigenen: Umklammerung anderer Menschen

Schwere Glaubenssätze
Ich könnte erneut verletzt werden.
Ich brauche die anderen nicht.
Ich bin mit mir selbst genug beschäftigt.
Ich könnte vom anderen vereinnahmt werden.
Ich könnte die Kontrolle verlieren.

Klärende Fragen
Welchem Gefühl will ich in Zukunft die Aufmerksamkeit schenken: Angst oder Liebe?
Was verbindet Menschen?
Gebe ich anderen genügend Freiraum?

Leichte Glaubenssätze
Ich bin mit den anderen verbunden.
Ich vertraue mir und dem Leben.
Ich stelle mich mutig den neuen Begegnungen.
Ich öffne mich für die Liebe um mich herum.
Ich lasse den Wunsch los, andere zu kontrollieren.

Praxis-Tipp
Üben Sie sich in eine Meditationstechnik ein. Öffnen Sie sich für Ihr Innenleben. Wenn Sie Kraft aus dem Inneren schöpfen lernen, lernen Sie, zu vertrauen und loszulassen.

Die Erweiterungsmittel der Biochemie nach Dr. Schüßler

Die Erweiterungsmittel, die auch unter der Bezeichnung Ergänzungssalze bekannt sind, wurden erst im 20. Jahrhundert nach Schüßlers Tod 1898 von seinen Nachfolgern in die biochemische Heilweise eingeführt. In Deutschland werden mittlerweile bis zu 15 Erweiterungsmittel genutzt.

Sie sind tief greifend und vielseitig. Sie können angewandt werden, um die Wirkung der Basissalze, der 12 Schüßler-Salze, zu optimieren. Auch kann eine gezielte Einzelanwendung sinnvoll sein. Insbesondere, wenn mit der Einnahme der 12 Mineralstoffe nach Dr. Schüßler keine Besserung der Störungen eintritt, sollte zusätzlich ein Erweiterungsmittel zur Anwendung kommen. Bei chronischen Störungen haben sich die Erweiterungsmittel sehr bewährt.

Im Unterschied zu den 12 Mineralstoffen nach Dr. Schüßler werden bei den Ausgangsstoffen der Erweiterungsmittel auch Mineralstoffe verwandt, deren Essentialität im menschlichen Körper bis heute nicht nachgewiesen ist. Sie werden in der sechsten und zwölften Dezimalpotenz angeboten.

Aufgrund der Spezifik der Erweiterungsmittel wird für die gezielte und insbesondere für die längere Anwendung eine fachkundige Beratung empfohlen. Die folgenden Ausführungen und die Tabelle geben einen Überblick über Wirkungsbereiche und Anwendungen der Erweiterungsmittel.

Nr. 13 Kalium arsenicosum

Kalium arsenicosum gilt als Stärkungsmittel bei Schwächezuständen und Abmagerung, weil es hilft, beschleunigte Stoffwechselprozesse zu verlangsamen. Es hat sich bei Magen- und Darmschmerzen bewährt, die mit Brechdurchfällen oder wässrigen Durchfällen einhergehen.

Bei schwer zu beeinflussenden Hautleiden, die mit den Mineralstoffen nach Dr. Schüßler keine Besserung erfahren, sollte Kalium arsenicosum hinzugenommen werden. Hierzu gehören Hautverdickungen, juckende Ekzeme, schuppende Hautausschläge, ätzende Entzündung der Schleimhäute und heftiger Juckreiz.

Nr. 14 Kalium bromatum

Kalium bromatum ist das biochemische „Beruhigungsmittel", da es einen engen Bezug zum Nervensystem hat. Es unterstützt als Nervenmittel bei Unruhezuständen und Schlafstörungen sowie bei nervösen Beschwerden anderer Organe, etwa der Schilddrüse und des Auges (nervöse Sehstörungen). Bei regelmäßig wiederkehrenden Kopfschmerzen und Migräne kann dieser Mineralstoff ergänzend genommen werden.

Nr. 15 Kalium jodatum

Kalium jodatum ist *das* Schilddrüsenmittel bei Störungen der Schilddrüse. Bei allen Schilddrüsenfunktionsstörungen hat dieses Funktionsmittel einen ausgleichenden Effekt. Es reguliert auch den Blutdruck, regt Stoffwechsel sowie Herz- und Gehirntätigkeit an und fördert so den Appetit und die Verdauung.

Weitere Zeichen für einen Bedarf an Kalium jodatum sind chronisches, krampfhaftes Räuspern, Druck am Hals, Schilddrüsenstörung, Kropf, hoher Blutdruck, Herzrasen.

Nr. 16 Lithium chloratum, Lithiumchlorid, Chlorlitium

Lithium chloratum hat eine besondere Wirkung bei gichtisch-rheumatischen Erkrankungen. Es löst Harnsäure, entlastet die Zelle von schädigenden Stoffen und empfiehlt sich daher sehr bei geschwollenen und versteiften Gelenken. Auch bei Entzündung der ableitenden Harnwege, Problemen der Niere und der Nebenniere sollte an diesen Mineralstoff gedacht werden. Bei schweren nervlichen Belastungen wird das Lithium chloratum ebenfalls erfolgreich eingesetzt.

Nr. 17 Manganum sulfuricum

Manganum sulfuricum unterstützt als Begleiter des Eisens dessen Aufnahme. Auch bei Energiemangel kann dieses Funktionsmittel unterstützen. Wichtig ist die unterstützende Einnahme bei Knorpelschäden und rheumatoider Arthritis. Von der Einnahme dieses Mineralstoffs können insbesondere Menschen profitieren, die an Diabetes oder Osteoporose erkrankt sind.

Nr. 18 Calcium sulfuratum

Dieses Erweiterungsmittel hat eine starke ausleitende Wirkung. Es wird bei Erschöpfungszuständen mit Gewichtsverlust (trotz Heißhunger) und zur Schadstoffausleitung eingesetzt. Ein Zeichen für den Bedarf an diesem Mineralstoff kann der unerwünschte Bartwuchs der Frau sein.

Nr. 19 Cuprum arsenicosum

Cuprum arsenicosum hat sich bewährt bei Krämpfen des Zentralen Nervensystems und zur Unterstützung des Gehirnstoffwechsels. Es kann bei Störungen des Melaninhaushaltes (Vitiligo), zur Unterstützung bei Eisenmangel, Regulierung des Cholesterinspiegels und bei Schwermetallvergiftungen eingesetzt werden.

Nr. 20 Kalium-Aluminium sulfuricum

Das Kalium-Aluminium sulfuricum hat einen starken Bezug zum Nervensystem und wird daher bei Irritationen und Belastungen des Nervensystems hinzugenommen. Auch bei Magen-, Darm- und Blähungskoliken hat es sich als nützlich erwiesen. Es wirkt ausleitend.

Nr. 21 Zinkum chloratum

Zinkum chloratum hat bedeutenden Einfluss auf zahlreiche Stoffwechselvorgänge im Körper und auf das Wachstum. Es ist Bestandteil der Zellen, der Gewebesäfte und vieler Enzyme.
Es kann daher in vielfältiger Weise eingesetzt werden:
zur Stärkung des Immunsystems, bei Stress, bei Wachstumsproblemen der Kinder, bei Abbau des Kieferknochengewebes, bei Hormonstö-

rungen, bei Schwermetallbelastungen, bei Diabetes, bei Hautproblemen, bei der Lichtempfindlichkeit der Augen, bei Schleimhautveränderungen, vorzeitigem Ergrauen, zur Unterstützung bei der Post-partum-Psychose.

Nr. 22 Calcium carbonicum

Calcium carbonicum ist ein großes Konstitutionsmittel der klassischen Homöopathie. Es wirkt bei Erschöpfungszuständen, vorzeitigem Altern und bei Knochenleiden zur Ausbildung der Härte der Knochen langsam, aber nachhaltig positiv. Es hat einen Einfluss auf das vegetative Nervensystem und steuert die Nahrungsaufnahme.

Nr. 23 Natrium bicarbonicum

Natrium bicarbonicum aktiviert den Stoffwechsel. Bei Säureüberlastung unterstützt es die Ausscheidung harnpflichtiger Substanzen und wird daher bei allgemeiner Übersäuerung, Beschwerden wie Sod- oder Schlundbrennen, Gicht und Rheuma empfohlen. Die Bauchspeicheldrüse wird mit diesem Funktionsmittel unterstützt.

Nr. 24 Arsenum jodatum

Hauptsächlich wirkt das Arsenum jodatum auf die serösen Häute der Lunge, der Lymphdrüsen und der Haut. Es gilt als Hauptmittel bei allergischen Erkrankungen wie z.B. Asthma und Heuschnupfen.
Weitere mögliche Anwendungsbedarfe:
als Stärkungsmittel allgemein, bei Schilddrüsenüberfunktion, Borreliosen, verminderter Lungenfunktion, Schwächung nach/bei Lungenkrankheiten, permanentem Kältegefühl, vermehrter Speichelsekretion und zähem Bronchialsekret, nässenden Ekzemen, chronisch juckenden Hautausschlägen, Heuschnupfen, allergischem Asthma, chronischem Darmkatarrh, Panikzuständen, Krebs

Nr. 25 Aurum chloratum natronatum

Aurum chloratum natronatum ist wenig erforscht und in der biochemischen Praxis noch nicht lange (wieder) in Anwendung.

Mögliche Anwendungsbedarfe können sein:
Unregelmäßiger Zyklus der Frau, „Mondwandler", Schlafstörungen älterer Menschen, Jet-Lag, grauer Star, hoher Blutdruck, stenocardische Beschwerden, chronische Lebererkrankungen, Entzündungen und Verhärtungen der weiblichen Geschlechtsorgane, Myome, depressive Verstimmungszustände

Nr. 26 Selenium

Selenium ist vor einigen Jahren als Funktionsmittel aufgegriffen worden. Im Körper ist Selen bedeutsam als Wachstumsfaktor für fast alle Zellen und als Oxidationsschutz für rote Blutkörperchen, die Immunzellen, den Leberstoffwechsel und dem Stoffwechsel der Augenlinse.
Mögliche Anwendungsbedarfe können sein:
Leberentgiftung, Krebsvorsorge, Schilddrüsenregulativ, Herpes, Schwermetallvergiftungen, Netzhautschädigung, Maculadegeneration

Nr. 27 Kalium bichromicum

Kalium bichromicum ist seit 2004 als biochemisches Funktionsmittel Nr. 27 eingeführt und noch nicht durch die biochemische Praxis fundiert worden. Es ist fraglich, ob dieses Mittel in den vermuteten Wirkbereichen anzuwenden ist. In der Homöopathie wird es seit langem eingesetzt, der Biochemiker Schöpwinkel arbeitete vor rund 80 Jahren damit in Zusammenhang mit der Reinigung und Erneuerung des Blutes, besonders bei Anämie und auch bei Diabetes.
Mögliche Anwendungsbedarfe sollen sein:
Diabetes, Übergewicht, hohe Cholesterinwerte, chronische Eiterungen oder Schleimhautkatarrhe

Allgemeine Hinweise zur Anwendung

Dosierung der Schüßler-Salze

Grundsätzlich bestimmt der Bedarf die Dosierung der Schüßler-Salze. Es gibt Menschen, die bei kleineren Mengen am Tag (3 Tabletten von einem Schüßler-Salz) positive Veränderungen bemerken und andere Menschen, die eine Dosierung von 30 Tabletten am Tag anwenden.

Generelle Empfehlungen sind:
- Prophylaxe: 3–5 Tabletten am Tag
- besondere Belastungssituationen: mindestens 12 Tabletten am Tag
- akute Störungen: alle 5 Minuten eine Tablette im Mund zergehen lassen
- chronische Fälle: langfristige Einnahme von 7–10 Tabletten am Tag

---

Sensible, ältere und besonders belastete Menschen sollten mit einem Drittel der angegebenen Dosierung beginnen. Die Dosierung wird langsam im Rhythmus von 7 Tagen gesteigert. Stellt sich der gewünschte Erfolg ein, wird die Dosierung nicht weiter gesteigert.
Eine Überdosierung ist aufgrund der Verdünnung (= Potenzierung) nicht möglich.

Einnahme der Schüßler-Salze

Die Anwendung und Einnahme der Schüßler-Salze kann sehr unkompliziert gehandhabt werden. Die Erfahrungen in der Praxis haben gezeigt, dass die gewünschte Wirkung eintritt.
Nach der Auswahl der zutreffenden Schüßler-Salze werden die biochemischen Tabletten abgezählt. Die verschiedenen Funktionsmittel, die für die Anwendung herausgesucht wurden, werden miteinander gemischt. Es gibt biochemische Tabletten mit Nummernprägung, sodass Sie auch aus den Mischungen gezielt einzelne Nummern wieder herausnehmen können.

Zwei Möglichkeiten der Einnahme haben sich bewährt:

- Lutschen der Mineralstofftabletten: Bis zu drei Tabletten können auf einmal in den Mund genommen werden. Beim Lutschen lösen sich die Mineralstoffmoleküle langsam aus der Tablette heraus und werden über die Mundschleimhaut aufgenommen.
- Auflösen der Mineralstofftabletten in Wasser: Die Tagesdosis der Tabletten in 3 Portionen teilen. Morgens, mittags und abends jeweils eine Portion in einem Glas Wasser auflösen. Der Schluck wird einen Moment im Mund gehalten. Die Mineralstoffmoleküle werden jetzt aufgenommen.

Natürlich können innerhalb eines Tages beide Möglichkeiten (lutschen und auflösen) genutzt werden. Da die Aufnahme der Mineralstoffmoleküle über die Mundschleimhaut erfolgt, sollte diese frei sein. Nehmen Sie die Schüßler-Salze daher nicht unmittelbar nach dem Essen, damit die Schleimhaut aufnahmefähig ist. Einflüsse von Zahnpasta oder Kaffee auf die Wirkung sind nicht bekannt.

Teil V: Die Stoffwechselkur mit Schüßler-Salzen

Der Schüßler-Test: Starter- oder Turbo-Plan

Mit diesem Test können Sie herausfinden, welche Schüßler-Salz-Empfehlungen für die 14 Tage wie für Sie gemacht sind.

Kreuzen Sie bitte die Antworten an, die am besten auf Sie zutreffen:

Haben Sie schon Schüßler-Salze genommen?
- Nein, noch nie   ☐ 1 Punkte
- Ja, einzelne bei Beschwerden   ☐ 2 Punkte
- Ja, ich nehme regelmäßig verschiedene Schüßler-Salze   ☐ 3 Punkte

Was essen Sie regelmäßig?
- Das, was da ist, auch Fastfood und Süßigkeiten   ☐ 1 Punkte
- Gemüse und Obst, aber auch viele Snacks   ☐ 2 Punkte
- Obst, Gemüse, Vollwertkost   ☐ 3 Punkte

Wie viel Bewegung haben Sie?
- Kaum, ich sitze fast den ganzen Tag   ☐ 1 Punkte
- Ich gehe 1- bis 2-mal in der Woche ins Sportstudio   ☐ 2 Punkte
- 3- bis 4-mal in der Woche mindestens 30 Minuten   ☐ 3 Punkte

Was und wie viel trinken Sie jeden Tag?
- Kaffee, abends auch Alkohol, Saft, wenig Wasser   ☐ 1 Punkte
- Wasser, Kaffee, Säfte, mal ein Bier oder ein Glas Wein   ☐ 2 Punkte
- vor allem Wasser, Tee, selten Alkohol   ☐ 3 Punkte

Wie empfinden Sie Ihren Alltag?

- stressig, unbefriedigend   ☐ 1 Punkte
- mühsam   ☐ 2 Punkte
- Ich bin sehr zufrieden   ☐ 3 Punkte

Nun die Punkte zusammenzählen und hier die Empfehlung:

0–5 Punkte: Beginnen Sie mit den Schüßler-Salz-Empfehlungen für Starter und suchen Sie sich zusätzlich einzelne Schüßler-Salze in akuten Situationen heraus.

5–10 Punkte: Beginnen Sie die ersten 7 Tage mit dem Starter-Plan. Schätzen Sie danach ein: Wenn Sie das Gefühl haben, die Dosierung und das Tempo entsprechen Ihnen, führen Sie den Starter-Plan weiter fort. Steigen Sie auf den Turbo-Plan um, wenn Sie ein Bedürfnis nach „mehr" haben.

10–15 Punkte: Beginnen Sie mit dem Turbo-Plan. Ergänzen Sie zusätzlich Schüßler-Salze, die nach den Beschreibungen für Sie wichtig sind.

Die Stoffwechselkur

- **Entschlacken**
- **Entgiften**
- **Entsäuern**

Schüßler-Salz	Funktion
Nr. 4 Kalium chloratum	bindet chemische Gifte, regt die Drüsen an
Nr. 8 Natrium chloratum	reguliert den Flüssigkeitshaushalt, stabilisiert den Säure-Basen-Haushalt, entgiftet
Nr. 9 Natrium phosphoricum	baut überschüssige Säuren ab
Nr. 10 Natrium sulfuricum	unterstützt Leber und Dickdarm in der Entgiftung

Die Kur sollte über einen Zeitraum von 4 bis 6 Wochen durchgeführt werden.

Achtung: Jeden Tag 1,5 bis 2 Liter Wasser trinken und Basenbäder zur Ausleitung nutzen!

Starter-Plan

Täglich je Schüßler-Salz 5–7 Tabletten, die Tabletten werden miteinander gemischt und über den Tag verteilt gelutscht oder in zwei Portionen geteilt und in 0,3 Liter Wasser gelöst genommen, dabei den Schluck einen Moment im Mund halten.

Sie nehmen zum ersten Mal Schüßler-Salze ein? Sie fühlen sich erschöpft oder haben chronische Erkrankungen? Dann ist die Starter-Variante die richtige für Sie. Die Anregung des Stoffwechsels wird sanft verstärkt, sodass Reaktionen, beispielsweise Ausscheidungen über die Haut, die zu Rötungen oder Juckreiz führen, kaum auftreten. Nach 14 Tagen können Sie mit der Turbo-Variante neu beginnen und so den Prozess Ihrem eigenen Tempo gemäß fortführen. Selbstverständlich können Sie auch sofort damit einsteigen, wenn nach Ihrer Einschätzung ein höheres Tempo angemessen für Sie ist. Machen Sie den Test, um Ihre Einschätzung zu prüfen.

Turbo-Plan

Täglich je Schüßler-Salz 10–12 Tabletten, die Tabletten werden miteinander gemischt und über den Tag verteilt gelutscht oder in 2 Portionen geteilt und in 0,3 Liter Wasser gelöst genommen, dabei den Schluck einen Moment im Mund halten.

Sie haben schon Erfahrungen mit Schüßler-Salzen? Oder vielleicht auch Erfahrungen mit anderen naturheilkundlichen Ausleitungen und Entschlackungskuren? Dann steigen Sie auf die Turbo-Variante ein. Das Tempo erscheint Ihnen zu schnell? Dann steigen Sie auf die Starter-Variante um. Machen Sie den Test, um Ihre Einschätzung zu prüfen.

Schüßler-Salze im Überblick

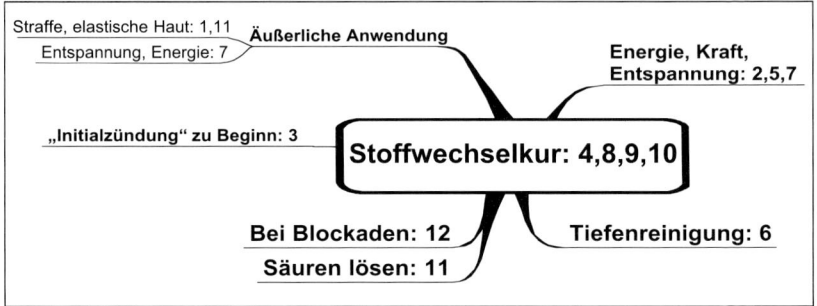

Straffe, elastische Haut: 1,11

Entspannung, Energie: 7

Äußerliche Anwendung

Energie, Kraft, Entspannung: 2,5,7

„Initialzündung" zu Beginn: 3

Stoffwechselkur: 4,8,9,10

Bei Blockaden: 12

Säuren lösen: 11

Tiefenreinigung: 6

Die Basissalze 1 bis 12

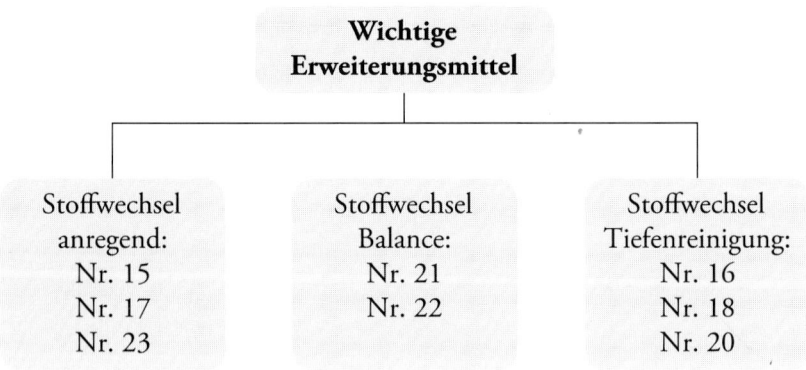

Wichtige Erweiterungsmittel

Stoffwechsel anregend:	Stoffwechsel Balance:	Stoffwechsel Tiefenreinigung:
Nr. 15	Nr. 21	Nr. 16
Nr. 17	Nr. 22	Nr. 18
Nr. 23		Nr. 20

Der 14-Tage-Plan

Vorbereitung:
Begleitung mit Ernährungsplan? Auswählen
Einkaufsliste: Einkäufe planen
Vorrat an Schüßler-Salzen
Nahrungsergänzung?
Unterstützendes Präparat für die Darmflora?

Checkliste für jeden Tag:

Haben Sie Ihre Schüßler-Salze griffbereit?

Konnten Sie 3 Mahlzeiten am Tag einhalten?
1. Frühstück?
2. Mittagessen?
3. Abendessen?

War der Abstand zwischen Abendessen und Schlafen ausreichend, also mindestens 3 Stunden?

Haben Sie mindestens 6 Stunden geschlafen?

Haben Sie zwischen 1,5 bis 2 Liter Wasser getrunken?

Konnten Sie auf gezuckerte Getränke und Snacks verzichten?

Haben Sie Gemüse gegessen?

Haben Sie zu Mittag Salat oder Rohkost gegessen?

Haben Sie sich heute eine Extraportion Bewegung gegönnt?

Waren Sie an der „frischen Luft"?

1. Tag

Beginnen Sie mit der **Stoffwechselkur**.

Starter-Plan
Starten Sie morgens mit zusätzlich 5 Tabletten Nr. 3 Ferrum phosphoricum.

Turbo-Plan
Starten Sie morgens mit zusätzlich 7 Tabletten Nr. 3 Ferrum phosphoricum und cremen Sie sich nach dem Duschen mit der biochemischen Lotion Nr. 1 ein.

 Bewegung

Gehen Sie einfach 20 Minuten lang spazieren.

 Entspannung

Vor dem Aufstehen legen Sie die Hände auf den Bauch und atmen tief ein und aus. Spüren Sie, wie sich der Bauch hebt und senkt. Stellen Sie sich vor, dass Sie die frische Luft einatmen und die verbrauchte Luft ausatmen.

 Beziehungen

Welche Beziehung dürfte sich in den zwei Wochen dieses Starter-Plans nicht verändern? Welche Beziehung soll genau so bleiben wie sie ist, weil sie gut und wichtig ist?

 Der besondere Tagestipp

Danken Sie den Menschen, die Sie unter Beziehungen ausgewählt haben, heute mit einer Kleinigkeit. Machen Sie ihnen eine Freude.

2. Tag

Über den Tag verteilt **Stoffwechselkur**; Kaffee reduzieren, am besten ganz verzichten, auf jeden Fall nicht mehr als 2 Tassen am Tag, hier hilft Nr. 7, morgens 7 Tabletten und nach Bedarf immer wieder eine Tablette lutschen

Starter-Plan Müde? Starten Sie morgens mit zusätzlich 5 Tabletten Nr. 5 Kalium phosphoricum. Cremen Sie sich mit der biochemischen Lotion Nr. 7 ein.

Turbo-Plan Müde? Starten Sie morgens wieder mit zusätzlich 7 Tabletten Nr. 5 Kalium phosphoricum und cremen Sie sich morgens nach dem Duschen mit der biochemischen Lotion Nr. 1 und abends mit der biochemischen Lotion Nr. 7 ein.

 Bewegung

Nehmen Sie heute nicht den Aufzug – Treppensteigen ist angesagt! Wenn es Ihre Zeit zulässt, machen Sie zusätzlich einen Spaziergang.

 Entspannung

Sorgen Sie dafür, dass Sie ungestört sind. Legen Sie Ihr derzeitiges Lieblingslied auf und tanzen Sie dazu! Keiner sieht Sie, also los! Danach setzen Sie sich für ein paar Minuten in Stille hin und schließen Sie die Augen.

 Beziehungen

Fragen Sie Menschen in Ihrer Umgebung, die ebenfalls leichter werden wollen, ob Sie Interesse an einem regelmäßigen Erfahrungsaustausch haben. In der Gruppe ist alles leichter!

Der besondere Tagestipp

Notieren Sie auf einzelnen Zetteln folgende Worte: schlank, freudig, beweglich und mutig. Legen Sie diese Zettel im Raum aus, entspannen Sie sich, indem Sie bewusst ein paar Mal ein- und ausatmen und stellen Sie sich auf die Zettel. Fühlen Sie sich in den beschriebenen Zustand hinein. Das lenkt Ihre Energie in die richtige Richtung.

3. Tag

Über den Tag verteilt **Stoffwechselkur**. Haben Sie Hunger trotz nahrhafter Mahlzeit? Hier hilft Nr. 5 Kalium phosphoricum.

Starter-Plan   Starten Sie morgens wieder mit zusätzlich 5 Tabletten Nr. 5 Kalium phosphoricum. Cremen Sie sich morgens und abends mit der biochemischen Lotion Nr. 7 ein.

Turbo-Plan   Ihr Stoffwechsel braucht mehr Schwung? Nehmen Sie zusätzlich 5 Tabletten Nr. 23 Natrium bicarbonicum. Cremen Sie sich morgens nach dem Duschen mit der biochemischen Lotion Nr. 1 und abends mit der biochemischen Lotion Nr. 7 ein.

 Bewegung

Machen Sie abends vor dem Fernseher eine halbe Stunde Gymnastik und vergessen Sie nicht, sich zu dehnen.

 Entspannung

Entspannen Sie heute einmal am Arbeitsplatz, indem Sie Ihren Rücken ein paar Minuten dehnen und strecken und leichte Kopfbewegungen nach rechts und links und nach vorn und zurück machen (alles nur, so weit wie es geht und vor allem langsam!)

 Beziehungen

Schauen Sie heute den Menschen direkt in die Augen und denken Sie: „Ich sehe dich." Jeder Augenkontakt ist ein Energiekontakt.

 Der besondere Tagestipp

Stärken Sie heute zusätzlich Ihre Darmflora. Fertige Präparate gibt es in der Apotheke zu kaufen, lassen Sie sich beraten.

4. Tag

Über den Tag verteilt **Stoffwechselkur**. Hunger auf Süßigkeiten? Hier hilft Nr. 9 und das Basenbad am Abend, 1 Liter Wasser extra (Quellwasser ausprobieren, schmeckt super), anschließend mit der biochemischen Lotion Nr. 7 eincremen und ab ins Bett.

Starter-Plan Nr. 5 Kalium phosphoricum hat Ihnen gut getan? Schauen Sie sich die „Kraftmischung" beim Steckbrief von Nr. 5 an. Cremen Sie sich morgens und abends mit der biochemischen Lotion Nr. 7 ein. Trinken Sie zur Unterstützung eines entspannenden Schlafes am Abend eine „Heiße Sieben".

Turbo-Plan Probieren Sie die „Energieschaukel" (Beschreibung bei Nr. 7) aus. Cremen Sie sich morgens nach dem Duschen mit der biochemischen Lotion Nr. 1 und abends mit der biochemischen Lotion Nr. 7 ein.

Bewegung

Probieren Sie aus, was so viele vor Ihnen als *das* Mittel sehen, um leichter zu werden: 20 Minuten leichtes Jogging. Nur so schnell laufen, dass Sie sich bequem mit jemand anderem unterhalten könnten. Also lieber langsam, dafür aber mit Vergnügen laufen!

 Entspannung

Kaufen Sie sich heute eine Meditations-CD und probieren Sie sie aus! 15 Minuten meditieren.

 Beziehungen

Kommen Sie heute mit einer Person ins Gespräch, die Sie nicht kennen. Das kann ein kurzer Smalltalk mit der Bäckerin sein oder mit einem Kollegen, den Sie schon immer mal kennenlernen wollten. Trauen Sie sich, Sie werden mit einer Extraportion Glücksgefühlen belohnt!

 Der besondere Tagestipp

Besorgen Sie sich einen Kopfmassagestab und lassen Sie sich damit massieren. Tut unglaublich gut!

5. Tag

Über den Tag verteilt **Stoffwechselkur**. Sie haben keinen Durst? Hier hilft Nr. 8 Natrium chloratum. Nehmen Sie zusätzlich 10 Tabletten über den Tag verteilt.

Starter-Plan Lernen Sie die äußere Anwendung weiter kennen. Probieren Sie ein Mineralstoffbad für die Füße. Die Angaben dazu finden Sie beim Steckbrief Nr. 1.

Turbo-Plan

Starten Sie die Tiefenreinigung. Geben Sie in die heutige Tagesmischung 5 Tabletten mit der Nr. 6.

 ## Bewegung

Heute ist Schwimmen dran (Schwimmbad mit Sauna aussuchen).

 ## Entspannung

Es gibt nichts Entspannenderes, als in einer Sauna zu schwitzen! Nur übertreiben Sie es am Anfang mit der Hitze nicht. Richten Sie sich bei den Zeiten nach Ihrem Gefühl und nicht nach der Sanduhr!

 ## Beziehungen

Natürlich wäre ein Saunatag nur halb so schön ohne einen Freund. Also telefonieren Sie so lange, bis Sie die passende Begleitung gefunden haben. Und: Achten Sie darauf, über was Sie sprechen. Über das Gewicht zu jammern, verstärkt das Gewicht (siehe das Kapitel: „Welchen Gedanken geben Sie die Aufmerksamkeit?").

 ## Der besondere Tagestipp

Cremen Sie sich nach der Sauna gut mit der biochemischen Lotion Nr. 7 ein.

6. Tag

Über den Tag verteilt **Stoffwechselkur**; Basenbad am Abend, 1 Liter Wasser extra, anschließend mit der biochemischen Lotion Nr. 7 eincremen und ab ins Bett. Morgens im Bett eine „Heiße Sieben" trinken, das gibt Energie und bringt den Darm auf Trab. Der tolle Nebeneffekt: Der Hunger auf Schokolade „verschwindet".

Starter-Plan Das Mineralstoffbad für die Füße hat Ihnen gefallen? Probieren Sie heute eine Nackenkompresse aus. Die Angaben dazu finden Sie beim Steckbrief Nr. 2.

Turbo-Plan Zusätzlich zur Tiefenreinigung in die heutige Tagesmischung Nr. 6 mit 5–7 Tabletten geben.

 Bewegung

Melden Sie sich zu einem Schnupperkurs Nordic Walking an.

 Entspannung

Spannen Sie Ihre Muskeln nacheinander an und entspannen Sie sie dann wieder.

 Beziehungen

Machen Sie heute einem Kollegen/einer Kollegin ein ehrlich gemeintes Kompliment.

 Der besondere Tagestipp

Schreiben Sie Ihre drei größten Lebenswünsche auf. Sind diese drei Wünsche miteinander vereinbar oder widersprechen sie sich? Sich widersprechende Lebenswünsche führen unweigerlich zu inneren Blockaden, die uns am Erreichen unserer Ziele hindern.

7. Tag

Über den Tag verteilt **Stoffwechselkur**; abends einen Leberwickel mit Nr. 6 und Nr. 10: 5 Tabletten in warmes Wasser geben, darin ein Tuch tränken, Wärmflasche darin einwickeln und 15 Minuten auf die Leberregion (rechter Oberbauch, direkt unterhalb der Rippen) legen.

Starter-Plan | Der Prozess stagniert? Zusätzlich 3–5 Tabletten von Nr. 12 in die Mischung geben.

Turbo-Plan | Zusätzlich zur Tiefenreinigung in die heutige Tagesmischung Nr. 6 mit 5–7 Tabletten geben. Der Prozess stagniert? Zusätzlich 5–7 Tabletten von Nr. 12 in die Mischung geben.

 Bewegung

Wann haben Sie das letzte Mal Ihr Fahrrad aus der Garage geholt? Sie haben keines? Gut, dann leihen Sie sich eines. 30 Minuten Fahrradfahren mit einem Lächeln im Gesicht!

 Entspannung

Besuchen Sie einen Ort der Stille, etwa eine Bibliothek, einen Wald oder eine Kirche. Fühlen Sie die Stille und Geborgenheit, die von diesen Orten ausgehen.

 Der besondere Tagestipp

Gönnen Sie sich nach dem Radfahren eine kleine Massage oder ein Basenbad.

8. Tag

Über den Tag verteilt **Stoffwechselkur**; Basenbad am Abend, 1 Liter Wasser extra, anschließend mit der biochemischen Lotion Nr. 7 eincremen und ab ins Bett.

Starter-Plan

Überprüfen Sie Ihr Ergebnis. Zu langsam? Fangen Sie ab morgen mit dem 1. Tag des Turbo-Plans an.

Turbo-Plan

Überprüfen Sie Ihr Ergebnis. Die Dosierung erscheint Ihnen zu niedrig? Lesen Sie die Steckbriefe der Nummern 4, 8, 9 und 10 durch. Welche(s) Schüßler-Salz(e) passt (passen) am besten zu Ihnen? Erhöhen Sie die Dosierung um je 5 Tabletten pro Tag. Die Dosierung erscheint Ihnen zu hoch? Steigen Sie um auf den Starter-Plan.

 Bewegung

Heute joggen Sie wieder 20 Minuten. Denken Sie daran zu lächeln!

 Entspannung

Dehnen Sie sich nach dem Joggen gut und cremen Sie sich nach der Dusche mit der biochemischen Lotion Nr. 1 ein.

 Beziehungen

Wie wäre es heute mit einem gemeinsamen Frühstück nach dem Joggen? Verabreden Sie sich in einem netten Café.

 Der besondere Tagestipp

Hören Sie heute bei Gesprächen wirklich zu, was der andere Ihnen sagt. Unterbrechen Sie die Person nicht und geben Sie auch keine Ratschläge.

9. Tag

Über den Tag verteilt **Stoffwechselkur**. Sie haben Hunger auf Deftiges und Pikantes? Hier hilft Nr. 2 Calcium phosphoricum.

Starter-Plan
Ihr Stoffwechsel braucht mehr Schwung? Nehmen Sie zusätzlich 5 Tabletten Nr. 23 Natrium bicarbonicum.

Turbo-Plan
Zusätzliche Energie bringt Nr. 17 Manganum sulfuricum mit 5 Tabletten pro Tag. Sie haben die Anwendung der biochemischen Lotionen Nr. 1 und Nr. 7 fortgeführt? Nutzen Sie ab jetzt auch die biochemische Lotion Nr. 11. Einfach alle miteinander in der Hand mischen und dann den ganzen Körper eincremen.

 Bewegung

Heute machen Sie einen längeren Spaziergang von 45 Minuten. Gehen Sie langsam und gemütlich, es hetzt Sie ja keiner (außer Sie selbst – lesen Sie dann die Vorteile der Bewegung für Körper, Geist und Seele in dem Kapitel „Bewegung" noch einmal)!

 Entspannung

Setzen Sie sich im Wald 5 Minuten lang auf eine Bank und genießen Sie die Stille.

 Beziehungen

Telefonieren Sie mit einem Freund oder einer Freundin, den/die Sie schon lange nicht mehr gesprochen haben.

Der besondere Tagestipp

Jeden Bissen gründlich kauen, um die Nahrung besser zu verdauen. Bereiten Sie eine besondere Mahlzeit vor, nehmen Sie sich Zeit, machen Sie kleine Pausen beim Essen. Übrigens: Kaugummi kauen baut Stress ab.

10. Tag

Über den Tag verteilt **Stoffwechselkur**. Lesen Sie die Steckbriefe der Schüßler-Salze 4, 8, 9 und 10. Welches Schüßler-Salz trifft am besten auf Sie zu? Erhöhen Sie die Dosierung um 3–5 Tabletten pro Tag.

Starter-Plan   Zusätzlich in die heutige Tagesmischung zur Tiefenreinigung Nr. 6 Kalium sulfuricum mit 3 Tabletten in die Mischung geben.

Turbo-Plan   Hatten Sie in den letzten zehn Tagen Ausscheidungen über die Haut? Rötungen, Jucken, Pickel?
Nein? Lesen Sie die Steckbriefe Nr. 6 und Nr. 11. Welches Schüßler-Salz trifft am meisten auf Sie zu? Wählen Sie aus und nehmen das entsprechende Schüßler-Salz ab jetzt täglich mit 3–5 Tabletten weiter ein.

 Bewegung

Heute machen Sie ein Schnuppertraining in einem Fitnessstudio. Erkundigen Sie sich auch über die Zusatzangebote.

 Entspannung

Legen Sie sich bequem 10 Minuten auf den Rücken und atmen Sie tief in den Bauch ein und aus.

Beziehungen

Beschäftigen Sie sich heute mit der Gewaltfreien Kommunikation nach Rosenberg. Lesen Sie im Internet nach oder kaufen Sie das Buch. Dann probieren Sie es aus: Kritisieren Sie jemanden „gewaltfrei". Üben Sie bei einem kleinen Konflikt ...

 Der besondere Tagestipp

Zeit für Gedanken: Was schleppe ich an ungelösten Konflikten mit mir herum? Wo verliere ich Kraft? Wo gewinne ich an Kraft?
Geben Sie sich Zeit. Jede Umstellung verläuft in Wellen.

11. Tag

Über den Tag verteilt **Stoffwechselkur**. Gönnen Sie Ihren Augen Erholung: Lösen Sie 3 Tabletten Nr. 8 in wenig Wasser, tränken darin 2 Wattepads und legen diese 5 Minuten auf Ihre geschlossenen Augen.

Starter-Plan Sie haben das Bedürfnis nach Regeneration, aber die Basissalze reichen nicht aus? Nr. 22 Calcium carbonicum hilft. Nehmen Sie täglich 5–7 Tabletten.

Turbo-Plan Zusätzlich in die heutige Tagesmischung Nr. 17 Manganum sulfuricum mit 5–7 Tabletten geben.

 Bewegung

Heute gehen Sie wieder schwimmen. Das ist eine sehr gelenkschonende Sportart.

Entspannung

Heute meditieren Sie 10 Minuten. Benutzen Sie die Anleitung aus dem Kapitel „Entspannung".

 Beziehungen

Fragen Sie sich heute: Bin ich mit mir selbst in Beziehung? Wie gehe ich mit mir selbst um?

 Der besondere Tagestipp

Üben Sie sich in Selbstvergebung: Denken Sie an einen „Fehler", den Sie meinen gemacht zu haben. Sagen Sie sich heute am Tag öfter: Ich vergebe mir und ich lasse alle Urteile über mich los.

12. Tag

Über den Tag verteilt Stoffwechselkur; Basenbad am Abend, 1 Liter Wasser extra, anschließend mit der biochemischen Lotion Nr. 7 eincremen und ab ins Bett. Massieren Sie besonders Ihren „Stimmungspunkt". Die Beschreibung finden Sie beim Steckbrief Nr. 7.

Starter-Plan   Haben Sie schon einmal die „Energieschaukel" ausprobiert? Die Beschreibung finden Sie beim Steckbrief Nr. 7.

Turbo-Plan   Zusätzlich in die heutige Tagesmischung Nr. 17 Manganum sulfuricum mit 5–7 Tabletten geben.

Bewegung

Heute machen Sie einen kürzeren Spaziergang von 20 Minuten. Gehen Sie zügig!

 Entspannung

Atmen Sie heute Morgen ruhig ein und aus und richten Sie Ihre Aufmerksamkeit auf den Mittelpunkt Ihrer Brust. Bitten Sie Ihr Herz für den heutigen Tag um Führung.

 Beziehungen

Heute lernen Sie, anderen zu vergeben. Denken Sie an eine Person, der Sie noch nicht ganz vergeben haben. Nehmen Sie sich Zettel und Stift und schreiben Sie 3 konkrete Dinge auf, die *Sie* taten und die diese Person verletzt haben. Dann schreiben Sie 3 Dinge auf, die diese Person Ihnen gegeben hat, für die Sie ihr dankbar sind.

 Der besondere Tagestipp

Erkundigen Sie sich, ob es in Ihrer Nähe einen Yogakurs gibt, in den Sie noch einsteigen können. Yoga deckt die Bedürfnisse von Körper, Geist und Seele gleichermaßen.

13. Tag

Über den Tag verteilt **Stoffwechselkur**. Zur Stärkung des Hormonsystems und als bewährter Enzymaktivator kann zusätzlich Nr. 21 Zincum chloratum mit 5–7 Tabletten pro Tag genommen werden.

Starter-Plan Hatten Sie die letzten 12 Tage Ausscheidungen über die Haut? Rötungen, Jucken, Pickel? Nein? Lesen Sie die Steckbriefe Nr. 6 und Nr. 11. Welches Schüßler-Salz trifft am meisten auf Sie zu? Wählen Sie aus und nehmen das entsprechende Schüßler-Salz ab jetzt täglich mit 3 Tabletten weiter ein.

Turbo-Plan Zusätzlich in die heutige Tagesmischung Nr. 17 Manganum sulfuricum mit 5–7 Tabletten geben.

 Bewegung

Heute gehen Sie noch einmal spazieren, so lange es Ihnen gut tut. Atmen Sie bewusst die frische Luft ein.

 Entspannung

Halten Sie das linke Nasenloch zu und atmen Sie mit dem rechten ein, dann halten Sie das rechte zu und atmen aus dem linken Nasenloch wieder aus. Zehnmal wiederholen.

 Beziehungen

Vielleicht schreiben Sie heute einen Brief an die Person, mit der Sie gestern Vergebung geübt haben. Sie müssen den Brief nicht abschicken.

 Der besondere Tagestipp

Essen Sie heute zum Frühstück nur Obst. Spüren Sie, wie vital Sie sind und wie satt das macht.

14. Tag
Über den Tag verteilt **Stoffwechselkur**.

Starter-Plan   Überprüfen Sie Ihr Ergebnis. War der Plan für Sie stimmig? Dann fangen Sie ab morgen wieder mit dem 1. Tag des Starter-Plans an. Zu langsam? Fangen Sie ab morgen mit dem 1. Tag des Turbo-Plans an.

Turbo-Plan   Überprüfen Sie Ihr Ergebnis. Der Prozess sollte intensiviert werden? Wiederholen Sie den Turbo-Plan und ergänzen Sie die stoffwechselanregenden Erweiterungsmittel. Die Dosierung war Ihnen zu hoch? Steigen Sie die nächsten 14 Tage auf den Starter-Plan um.

 Bewegung

Heute schwingen Sie Ihr Tanzbein (siehe bei Beziehungen).

 Entspannung

Morgen früh dürfen Sie länger schlafen …

 Beziehungen

Heute am letzten Tag des Starter- und Turbo-Plans wird gefeiert! Treffen Sie sich nach der Arbeit mit Freunden zur After-Work-Party.

 Der besondere Tagestipp

Tauschen Sie sich mit uns über Ihre Erfahrungen aus. Schreiben Sie uns!

Teil VI: Anhang
Fragen aus der Praxis

Wie kann man beim Abnehmen den „Zucker- und Kohlenhydrat-Hype" überwinden?
Mit Nr. 9 Natrium phosphoricum! Jeden Tag 7 Tabletten lutschen. Wenn der Hunger auftaucht, immer wieder eine Tablette, bis das Verlangen nachlässt.

Wenn das natürliche Hungergefühl nicht mehr funktioniert, welche Salze helfen mir, die Unterscheidung wieder zu erlernen?
Sinnvoll ist der Einstieg mit der „Stoffwechselkur" (s. S. 90) und natürlich 3 geregelten Mahlzeiten am Tag. Sinnvoll ist der 14-Tage-Plan, damit die Veränderung zum Start gelingt.

Mein Körpergewebe staut viel Wasser. Wenn ich abnehme, ist das zunächst Wasser. Wie kann ich diese Stauungen verhindern und zu einer besseren Ausscheidung gelangen?
Die wichtigen Schüßler-Salze sind Nr. 8 Natrium chloratum und Nr. 10 Natrium sulfuricum. Zusätzlich auf eine geregelte Wasserzufuhr (1,5 l) achten.

Ich habe eine Schilddrüsenunterfunktion (Hashimoto) und Knoten auf dem rechten Schilddrüsenlappen. Jodmedikamente habe ich nicht vertragen, sie führten zu Herzrasen, Schweißausbrüchen und Haarausfall.
Zunächst ist es sinnvoll, mit den Schüßler-Salzen Nr. 4 Kalium chloratum und Nr. 7 Magnesium phosphoricum einzusteigen, jeweils 7 Tabletten am Tag. Nach 2 Wochen können Sie vorsichtig mit einer Tablette Nr. 15 Kalium jodatum (D 6) täglich einsteigen, um die Schilddrüse zu unterstützen. Die Dosierung von Nr. 15 nach einer Woche auf 2, nach 2 Wochen auf 3 Tabletten steigern.

Ich bin im Klimakterium und habe Hormonschwankungen. In der Phase vor dem Eisprung ist alles o.k., aber nach dem Eisprung kann ich mit Kohlenhydraten und Zucker, Fleisch und stark gewürzten Speisen (chinesischem Essen) nicht mehr diszipliniert umgehen.

Starten Sie mit der Stoffwechselkur plus je 7 Tabletten am Tag von Nr. 7 Magnesium phosphoricum und Nr. 21 Zincum chloratum (D 6). Nach 2 Monaten konsequenter Einnahme sollte eine deutliche Veränderung eingetreten sein.

Welche nachhaltigen Salze helfen mir nach einer Ernährungsumstellung, mein Idealgewicht zu erreichen und zu halten?

Zwei- bis dreimal im Jahr kann Sie die Stoffwechselkur unterstützen. Sollte der Hunger auf Süßigkeiten oder andere „Laster" wieder auftreten, dann suchen Sie sich aus der Anwendungstabelle Ihr individuelles Schüßler-Salz heraus.

Ich habe eine Unterfunktion der Schilddrüse. Ist das nur eine Ausrede oder kann das wirklich mein Abnehmproblem verstärken?

Eine Schilddrüsenunterfunktion führt dazu, dass sich der Stoffwechsel verlangsamt und der Energieverbrauch absinkt. Deshalb nimmt das Gewicht bei gleichbleibender Ernährung zu. Versuchen Sie begleitend je 5–7 Tabletten am Tag von Nr. 4 Kalium chloratum, Nr. 7 Magnesium phosphoricum und Nr. 15 Kalium jodatum. Das regt die Tätigkeit der Schilddrüse an.

Ich bin ein typischer Stressfrustfresser. Ich belohne mich mit Essen. Gibt es dagegen ein Salz?

Ja, zunächst Nr. 7 innerlich mit 7–10 Tabletten am Tag und äußerlich die biochemische Lotion Nr. 7. Versuchen Sie einmal die Energieschaukel (s. S. 66), denn sie führt zur Gelassenheit.

Ich habe das Gefühl zu verhungern, wenn ich nicht mehr esse, als ich brauche. Wie kann ich das mit Schüßler-Salzen in den Griff bekommen?

Das richtige Schüßler-Salz ist Nr. 5 Kalium phosphoricum, akut alle 5 Minuten eine Tablette. Nutzen Sie einmal zusätzlich ein Lecithinpräparat. Liefert Ihr Essen genügend Energie? Probieren Sie es aus, denn es scheint, als wäre Ihre Nahrung nicht ausreichend versorgend für Sie.

Ist der Milchzucker (Lactose) gut verträglich?
Der Milchzucker (Lactose) ist die Trägersubstanz für die Mineralstoffe. Gewonnen wird die Lactose aus Molke (Milch). Sie findet in der Nahrungsmittel- und pharmazeutischen Industrie vielfache Verwendung: Fertigsuppen, Wurstwaren, Zucker- und Backwaren ...
Die Lactose wird durch ein Enzym (Lactase) im Darm gespalten. Ist im Darm zu wenig Lactase vorhanden, kommt es zur Lactose-Intoleranz und damit zu folgenden Symptomen: Durchfall, Bauchkrämpfe, Blähungen.
Bei Symptomen der Unverträglichkeit sollten die Schüßler-Salze in gelöster Form angewandt werden. Die Flüssigkeit kann, nachdem der Schluck einen Moment im Mund gehalten wurde, wieder ausgespuckt werden, damit wird die Aufnahme der Lactose auf ein Minimum reduziert.
In den seltenen Fällen einer Allergie können die Schüßler-Salze als Dilutionen genutzt werden.
Lactose wird erst im Dünndarm gespalten, sodass eine kariöse Wirkung auf die Zähne kaum gegeben ist.

Anwendungen

Die nachfolgende Zusammenstellung soll die Auswahl der Schüßler-Salze erleichtern. Die Hauptmittel sind durch Fettdruck hervorgehoben. Einnahmepläne mit Stückzahlen finden Sie darüber hinaus in dem Buch „Im-Puls des Lebens, Mineralstoffe nach Dr. Schüßler", das ebenfalls im Lingen Verlag erschienen ist. Genauere Angaben zu Schüßler-Salzen zum seelischen Wohlbefinden finden Sie in dem gleichnamigen Buch, ebenfalls erschienen im Lingen Verlag.

Grundsätzlich bestimmt der Bedarf die Dosierung der Schüßler-Salze (siehe Hinweise zur Anwendung).

Anwendungen (Differenzierung)	Schüßler-Salze
Achtsamkeit	Nr. 3 Ferrum phosphoricum Nr. 5 Kalium phosphoricum
Abführmittel • Folge von Abführmitteln – erhöhter Mineralstoffverbrauch	Nr. 1 Calcium fluoratum **Nr. 5 Kalium phosphoricum** **Nr. 7 Magnesium phosphoricum** Nr. 8 Natrium chloratum Nr. 10 Natrium sulfuricum
Abgrenzung	Nr. 1 Calcium fluoratum
Abhängigkeit	Nr. 2 Calcium phosphoricum Nr. 5 Kalium phosphoricum Nr. 7 Magnesium phosphoricum
Abkapselung	Nr. 12 Calcium sulfuricum
Ablehnung	Nr. 1 Calcium fluoratum
Ärger	**Nr. 6 Kalium sulfuricum** Nr. 10 Natrium sulfuricum
Aggression	Nr. 8 Natrium chloratum Nr. 9 Natrium phosphoricum **Nr. 10 Natrium sulfuricum**

Anwendungen (Differenzierung)	Schüßler-Salze
Aktivität (Anregung)	Nr. 5 Kalium phosphoricum Nr. 7 Magnesium phosphoricum
„angefressen sein"	**Nr. 9 Natrium phosphoricum** Nr. 11 Silicea
Angst • Bindungsangst	Nr. 12 Calcium sulfuricum
• vor Ablehnung	Nr. 2 Calcium phosphoricum
• vor Einsamkeit	Nr. 2 Calcium phosphoricum
• vor Gefühlen	Nr. 4 Kalium chloratum Nr. 12 Calcium sulfuricum
• vor Gruppen zu reden	Nr. 7 Magnesium phosphoricum
• vor Hingabe	Nr. 12 Calcium sulfuricum
• vor Sexualität	Nr. 4 Kalium chloratum Nr. 12 Calcium sulfuricum
Angstzustände • allgemein	**Nr. 2 Calcium phosphoricum** Nr. 3 Ferrum phosphoricum Nr. 4 Kalium chloratum **Nr. 5 Kalium phosphoricum** **Nr. 7 Magnesium phosphoricum** Nr. 8 Natrium chloratum Nr. 9 Natrium phosphoricum Nr. 10 Natrium sulfuricum
• zusätzlich: nach einem Schock	Nr. 12 Calcium sulfuricum
• zusätzlich: durch innere Unruhe	Nr. 14 Kalium bromatum Nr. 15 Kalium jodatum
• zusätzlich: durch überreizte Nerven	Nr. 11 Silicea
• zusätzlich: große Angst vor Enge	Nr. 6 Kalium sulfuricum
anklagend	Nr. 8 Natrium chloratum
Anspannung	Nr. 1 Calcium fluoratum Nr. 2 Calcium phosphoricum Nr. 7 Magnesium phosphoricum

Anwendungen (Differenzierung)	Schüßler-Salze
Antriebslosigkeit allgemein	Nr. 3 Ferrum phosphoricum **Nr. 5 Kalium phosphoricum** Nr. 8 Natrium chloratum Nr. 10 Natrium sulfuricum
Appetit • plötzlicher Heißhunger	Nr. 9 Natrium phosphoricum
• übermäßiger Appetit	Nr. 2 Calcium phosphoricum Nr. 24 Arsenum jodatum
• Appetitlosigkeit	**Nr. 2 Calcium phosphoricum** Nr. 3 Ferrum phosphoricum **Nr. 5 Kalium phosphoricum** Nr. 6 Kalium sulfuricum
aufbrausend	Nr. 10 Natrium sulfuricum
aufreiben	Nr. 3 Ferrum phosphoricum
Aufmerksamkeit (Stärkung)	Nr. 6 Kalium sulfuricum
Aufregung	Nr. 2 Calcium phosphoricum Nr. 7 Magnesium phosphoricum
• zur Beruhigung, akut	Nr. 14 Kalium bromatum
• mit Übelkeit	Nr. 6 Kalium sulfuricum
Aufstoßen	**Nr. 7 Magnesium phosphoricum als „heiße Sieben"** Nr. 8 Natrium chloratum Nr. 9 Natrium phosphoricum
• bitter	Nr. 10 Natrium sulfuricum
• sauer	Nr. 9 Natrium phosphoricum
• Völlegefühl nach dem Essen	Nr. 4 Kalium chloratum Nr. 6 Kalium sulfuricum
Aussöhnung	Nr. 10 Natrium sulfuricum
Austausch	Nr. 6 Kalium sulfuricum
Bänderschwäche • Erschlaffung, Umknicken der Gelenke	Nr. 1 Calcium fluoratum

Anwendungen (Differenzierung)	Schüßler-Salze
• schmerzend (Zerrung)	Nr. 1 Calcium fluoratum Nr. 3 Ferrum phosphoricum Nr. 8 Natrium chloratum Nr. 9 Natrium phosphoricum Nr. 11 Silicea
Bandscheiben • Beschwerden, Stärkung, Aufbau	Nr. 1 Calcium fluoratum Nr. 3 Ferrum phosphoricum Nr. 5 Kalium phosphoricum **Nr. 8 Natrium chloratum** Nr. 9 Natrium phosphoricum Nr. 11 Silicea
Bauchschmerzen	Nr. 3 Ferrum phosphoricum Nr. 4 Kalium chloratum **Nr. 7 Magnesium phosphoricum** Nr. 9 Natrium phosphoricum Nr. 10 Natrium sulfuricum
Bauchspeicheldrüse • Unterstützung und Stärkung	Nr. 4 Kalium chloratum **Nr. 6 Kalium sulfuricum** Nr. 7 Magnesium phosphoricum Nr. 8 Natrium chloratum **Nr. 10 Natrium sulfuricum** Nr. 23 Natrium bicarbonicum
Beine • Schweregefühl	Nr. 10 Natrium sulfuricum
• Besenreiser	Nr. 1 Calcium fluoratum Nr. 4 Kalium chloratum Nr. 9 Natrium phosphoricum
Beruhigung	Nr. 2 Calcium phosphoricum Nr. 7 Magnesium phosphoricum Nr. 14 Kalium bromatum
bewegungsunfähig	Nr. 1 Calcium fluoratum Nr. 12 Calcium sulfuricum
bewertend	Nr. 10 Natrium sulfuricum

Anwendungen (Differenzierung)	Schüßler-Salze
Bindegewebe • Kräftigung und Pflege	Nr. 1 Calcium fluoratum **Nr. 4 Kalium chloratum** Nr. 8 Natrium chloratum Nr. 9 Natrium phosphoricum Nr. 10 Natrium sulfuricum **Nr. 11 Silicea** Nr. 12 Calcium sulfuricum
• Risse	**Nr. 1 Calcium fluoratum** Nr. 5 Kalium phosphoricum Nr. 8 Natrium chloratum Nr. 11 Silicea
• Schwäche	Nr. 1 Calcium fluoratum Nr. 11 Silicea
blockiert sein	Nr. 12 Calcium sulfuricum
Blähungen	**Nr. 7 Magnesium phosphoricum** Nr. 8 Natrium chloratum Nr. 9 Natrium phosphoricum **Nr. 10 Natrium sulfuricum**
Brechdurchfall	Nr. 3 Ferrum phosphoricum Nr. 10 Natrium sulfuricum
Brechreiz • nach Anstrengung	Nr. 5 Kalium phosphoricum
• nach dem Essen	Nr. 3 Ferrum phosphoricum **Nr. 6 Kalium sulfuricum** Nr. 8 Natrium chloratum Nr. 9 Natrium phosphoricum Nr. 10 Natrium sulfuricum
Burn-out-Syndrom	Nr. 3 Ferrum phosphoricum Nr. 5 Kalium phosphoricum Nr. 8 Natrium chloratum Nr. 21 Zincum chloratum

Anwendungen (Differenzierung)	Schüßler-Salze
Cellulite – Orangenhaut	Nr. 1 Calcium fluoratum Nr. 2 Calcium phosphoricum Nr. 4 Kalium chloratum Nr. 8 Natrium chloratum **Nr. 9 Natrium phosphoricum** Nr. 10 Natrium sulfuricum Nr. 11 Silicea Nr. 12 Calcium sulfuricum Nr. 23 Natrium bicarbonicum
cholerische Reaktion	Nr. 2 Calcium phosphoricum Nr. 7 Magnesium phosphoricum Nr. 8 Natrium chloratum Nr. 9 Natrium phosphoricum **Nr. 10 Natrium sulfuricum**
Cholesterin • hoch	Nr. 1 Calcium fluoratum Nr. 5 Kalium phosphoricum Nr. 7 Magnesium phosphoricum Nr. 9 Natrium phosphoricum Nr. 10 Natrium sulfuricum Nr. 11 Silicea
• niedrig	Nr. 7 Magnesium phosphoricum
Darmträgheit	Nr. 3 Ferrum phosphoricum Nr. 4 Kalium chloratum **Nr. 7 Magnesium phosphoricum** Nr. 8 Natrium chloratum Nr. 10 Natrium sulfuricum
Dehnungsstreifen	Nr. 1 Calcium fluoratum Nr. 11 Silicea Nr. 21 Zincum chloratum
Depressive Verstimmungen • allgemein stärkend und begleitend	Nr. 3 Ferrum phosphoricum Nr. 5 Kalium phosphoricum Nr. 8 Natrium chloratum Nr. 21 Zincum chloratum
Desinteresse	Nr. 5 Kalium phosphoricum Nr. 7 Magnesium phosphoricum Nr. 12 Calcium sulfuricum

Anwendungen (Differenzierung)	Schüßler-Salze
Diabetes • Unterstützung und Begleitung	Nr. 4 Kalium chloratum **Nr. 6 Kalium sulfuricum** **Nr. 10 Natrium sulfuricum** Nr. 21 Zincum chloratum
Distanziertheit	Nr. 1 Calcium fluoratum Nr. 2 Calcium phosphoricum Nr. 7 Magnesium phosphoricum Nr. 12 Calcium sulfuricum
Drüsen • allgemein	Nr. 4 Kalium chloratum Nr. 7 Magnesium phosphoricum
• Eiterung	Nr. 9 Natrium phosphoricum Nr. 11 Silicea Nr. 12 Calcium sulfuricum
• Entzündung	**Nr. 3 Ferrum phosphoricum** Nr. 4 Kalium chloratum
• Schwellung	**Nr. 4 Kalium chloratum** Nr. 9 Natrium phosphoricum Nr. 11 Silicea Nr. 12 Calcium sulfuricum
• Verhärtungen	Nr. 1 Calcium fluoratum Nr. 9 Natrium phosphoricum Nr. 11 Silicea
Durchfall • allgemein	**Nr. 3 Ferrum phosphoricum** Nr. 8 Natrium chloratum **Nr. 10 Natrium sulfuricum** Nr. 21 Zincum chloratum Nr. 22 Calcium carbonicum
• im Wechsel mit Verstopfung	Nr. 3 Ferrum phosphoricum Nr. 8 Natrium chloratum Nr. 10 Natrium sulfuricum Nr. 23 Natrium bicarbonicum
• durch Übersäuerung, infolge fetter Speisen oder Süßigkeiten	Nr. 9 Natrium phosphoricum
• goldgelb	Nr. 9 Natrium phosphoricum

Anwendungen (Differenzierung)	Schüßler-Salze
• grünlich gelb	Nr. 10 Natrium sulfuricum
• schaumig	Nr. 8 Natrium chloratum
• stinkend faulig	Nr. 5 Kalium phosphoricum
• wässrig, gallig	Nr. 10 Natrium sulfuricum Nr. 13 Kalium arsenicosum
• wässrig-schleimig	Nr. 8 Natrium chloratum
• wässrig mit plötzlichem Bauch- schneiden	Nr. 7 Magnesium phosphoricum Nr. 13 Kalium arsenicosum
Durchsetzungsvermögen	Nr. 1 Calcium fluoratum Nr. 2 Calcium phosphoricum Nr. 3 Ferrum phosphoricum Nr. 5 Kalium phosphoricum
Durst • zu viel oder zu wenig	Nr. 8 Natrium chloratum
Einlauf	Nr. 3 Ferrum phosphoricum
• bei Verstopfung	Nr. 7 Magnesium phosphoricum Nr. 8 Natrium chloratum Nr. 10 Natrium sulfuricum
• zur Reinigung, vor allem bei Fastenkur	Nr. 1 Calcium fluoratum Nr. 3 Ferrum phosphoricum Nr. 4 Kalium chloratum Nr. 5 Kalium phosphoricum **Nr. 6 Kalium sulfuricum** Nr. 7 Magnesium phosphoricum Nr. 8 Natrium chloratum **Nr. 10 Natrium sulfuricum**
Entfremdung	Nr. 1 Calcium fluoratum Nr. 4 Kalium chloratum Nr. 12 Calcium sulfuricum
Entgiftung, allgemein	Nr. 4 Kalium chloratum Nr. 6 Kalium sulfuricum Nr. 8 Natrium chloratum Nr. 10 Natrium sulfuricum

Anwendungen (Differenzierung)	Schüßler-Salze
• Schwermetalle	Nr. 8 Natrium chloratum Nr. 18 Calcium sulfuratum Nr. 21 Zincum chloratum Nr. 20 Kalium-Aluminium sulfuricum
Entsäuerung	Nr. 8 Natrium chloratum Nr. 9 Natrium phosphoricum Nr. 10 Natrium sulfuricum Nr. 12 Calcium sulfuricum Nr. 21 Zincum chloratum Nr. 23 Natrium bicarbonicum
Entschlackung	Nr. 6 Kalium sulfuricum
• Schadstoffe	Nr. 10 Natrium sulfuricum
Entschlackungskur	Nr. 3 Ferrum phosphoricum **Nr. 4 Kalium chloratum** Nr. 5 Kalium phosphoricum Nr. 6 Kalium sulfuricum **Nr. 8 Natrium chloratum** **Nr. 9 Natrium phosphoricum** **Nr. 10 Natrium sulfuricum** Nr. 11 Silicea Nr. 12 Calcium sulfuricum
Entspannung	Nr. 1 Calcium fluoratum Nr. 2 Calcium phosphoricum Nr. 7 Magnesium phosphoricum
Enttäuschung	Nr. 8 Natrium chloratum
Erschlaffung der Haut • faltig und runzelig	**Nr. 1 Calcium fluoratum** Nr. 5 Kalium phosphoricum Nr. 8 Natrium chloratum Nr. 9 Natrium phosphoricum **Nr. 11 Silicea**
Erschöpfung	Nr. 3 Ferrum phosphoricum Nr. 5 Kalium phosphoricum Nr. 8 Natrium chloratum Nr. 22 Calcium carbonicum

Anwendungen (Differenzierung)	Schüßler-Salze
• Kraftlosigkeit	Nr. 3 Ferrum phosphoricum Nr. 5 Kalium phosphoricum Nr. 8 Natrium chloratum
• durch Stress	Nr. 7 Magnesium phosphoricum Nr. 17 Manganum sulfuricum
• durch Krankheit	Nr. 2 Calcium phosphoricum Nr. 3 Ferrum phosphoricum Nr. 5 Kalium phosphoricum Nr. 8 Natrium chloratum
Festhalten	Nr. 12 Calcium sulfuricum
Fettleibigkeit	Nr. 4 Kalium chloratum Nr. 7 Magnesium phosphoricum Nr. 8 Natrium chloratum **Nr. 9 Natrium phosphoricum** Nr. 10 Natrium sulfuricum
Freudlosigkeit	Nr. 2 Calcium phosphoricum Nr. 4 Kalium chloratum **Nr. 7 Magnesium phosphoricum** Nr. 8 Natrium chloratum
Frühjahrsmüdigkeit	Nr. 4 Kalium chloratum **Nr. 5 Kalium phosphoricum** Nr. 8 Natrium chloratum Nr. 9 Natrium phosphoricum **Nr. 10 Natrium sulfuricum**
Frustration	Nr. 8 Natrium chloratum Nr. 10 Natrium sulfuricum
Gefühle • überbetont	Nr. 4 Kalium chloratum
• unterdrücken	Nr. 1 Calcium fluoratum **Nr. 4 Kalium chloratum** Nr. 7 Magnesium phosphoricum
• Gefühlskälte	Nr. 4 Kalium chloratum Nr. 8 Natrium chloratum Nr. 12 Calcium sulfuricum

Anwendungen (Differenzierung)	Schüßler-Salze
• Gefühl der Minderwertigkeit	Nr. 2 Calcium phosphoricum Nr. 7 Magnesium phosphoricum
• Gefühl, wertlos zu sein	Nr. 2 Calcium phosphoricum **Nr. 5 Kalium phosphoricum** Nr. 8 Natrium chloratum
Gelassenheit	**Nr. 2 Calcium phosphoricum** Nr. 7 Magnesium phosphoricum Nr. 12 Calcium sulfuricum
Gelenke • Stärkung	Nr. 1 Calcium fluoratum Nr. 2 Calcium phosphoricum Nr. 3 Ferrum phosphoricum Nr. 4 Kalium chloratum Nr. 5 Kalium phosphoricum **Nr. 8 Natrium chloratum** **Nr. 9 Natrium phosphoricum** Nr. 11 Silicea
• Geräusche, Knacken	Nr. 8 Natrium chloratum
Geschmack • bitterer Geschmack im Mund	Nr. 10 Natrium sulfuricum
• salziger oder wässriger Geschmack im Mund	Nr. 7 Magnesium phosphoricum Nr. 8 Natrium chloratum
• saurer Geschmack im Mund	Nr. 9 Natrium phosphoricum
• Geschmackssinn eingeschränkt oder verloren	Nr. 8 Natrium chloratum Nr. 21 Zincum chloratum
Gereiztheit	Nr. 2 Calcium phosphoricum Nr. 7 Magnesium phosphoricum Nr. 9 Natrium phosphoricum Nr. 11 Silicea
Gewicht • Gewichtszunahme durch Antriebslosigkeit, reguliert das Gewicht	Nr. 15 Kalium jodatum

Anwendungen (Differenzierung)	Schüßler-Salze
• Eiweißdickleibigkeit	Nr. 2 Calcium phosphoricum Nr. 4 Kalium chloratum Nr. 12 Calcium sulfuricum
• Fettdickleibigkeit	Nr. 9 Natrium phosphoricum
• Schadstoffdickleibigkeit	Nr. 10 Natrium sulfuricum
• Übergewicht, allgemein	Nr. 4 Kalium chloratum Nr. 9 Natrium phosphoricum Nr. 10 Natrium sulfuricum Nr. 12 Calcium sulfuricum
Gier	Nr. 2 Calcium phosphoricum
Gliederschmerzen	Nr. 3 Ferrum phosphoricum Nr. 10 Natrium sulfuricum
Glutamatunverträglichkeit	Nr. 8 Natrium chloratum Nr. 10 Natrium sulfuricum
Haare	Nr. 1 Calcium fluoratum Nr. 2 Calcium phosphoricum Nr. 5 Kalium phosphoricum Nr. 8 Natrium chloratum **Nr. 9 Natrium phosphoricum** **Nr. 11 Silicea**
• bei Kahlköpfigkeit	Nr. 5 Kalium phosphoricum Nr. 9 Natrium phosphoricum Nr. 11 Silicea Nr. 21 Zincum chloratum
• frühzeitiges Ergrauen	Nr. 2 Calcium phosphoricum Nr. 5 Kalium phosphoricum **Nr. 6 Kalium sulfuricum** Nr. 8 Natrium chloratum Nr. 9 Natrium phosphoricum **Nr. 10 Natrium sulfuricum** Nr. 11 Silicea **Nr. 21 Zincum chloratum**
• Schuppenbildung auf klebrigem Haarboden	Nr. 6 Kalium sulfuricum

Anwendungen (Differenzierung)	Schüßler-Salze
• Schuppenbildung mit trockenem Haarboden	Nr. 1 Calcium fluoratum Nr. 8 Natrium chloratum
Haarausfall	Nr. 1 Calcium fluoratum Nr. 5 Kalium phosphoricum Nr. 8 Natrium chloratum **Nr. 9 Natrium phosphoricum** **Nr. 11 Silicea** **Nr. 21 Zincum chloratum**
• brüchige, gespaltene Haarspitzen	**Nr. 9 Natrium phosphoricum** Nr. 11 Silicea
• kreisrunder Haarausfall	**Nr. 5 Kalium phosphoricum** Nr. 9 Natrium phosphoricum Nr. 11 Silicea Nr. 21 Zincum chloratum
Hängebauch	**Nr. 1 Calcium fluoratum** Nr. 9 Natrium phosphoricum Nr. 11 Silicea
Haut, Nahrung und Aufbau	Nr. 1 Calcium fluoratum Nr. 3 Ferrum phosphoricum Nr. 4 Kalium chloratum Nr. 6 Kalium sulfuricum Nr. 8 Natrium chloratum Nr. 9 Natrium phosphoricum Nr. 10 Natrium sulfuricum Nr. 11 Silicea Nr. 21 Zincum chloratum
• Abschuppung, klebrig, gelb	Nr. 6 Kalium sulfuricum
• Altersflecken	Nr. 6 Kalium sulfuricum
• zusätzlich: bei nässenden Ekzemen	Nr. 13 Kalium arsenicosum Nr. 24 Arsenum jodatum
• Falten	Nr. 9 Natrium phosphoricum **Nr. 11 Silicea**
• Hautkribbeln (beim Schlafen)	Nr. 2 Calcium phosphoricum

Anwendungen (Differenzierung)	Schüßler-Salze
• Hornstoffaustritt, übermäßige Schwielenbildung (gelblich an Händen und Füßen)	Nr. 1 Calcium fluoratum
• juckend	Nr. 6 Kalium sulfuricum Nr. 7 Magnesium phosphoricum Nr. 10 Natrium sulfuricum Nr. 24 Arsenum jodatum
• Rötung (warm bis heiß)	Nr. 3 Ferrum phosphoricum
• trocken – fettarm	Nr. 9 Natrium phosphoricum
• trocken – feuchtigkeitsarm	Nr. 8 Natrium chloratum
• Verhärtungen	Nr. 1 Calcium fluoratum
• Verrunzelung, welke Haut	Nr. 1 Calcium fluoratum
Hautabsonderungen • blutig, faulig riechend, schmierig	Nr. 5 Kalium phosphoricum
• bräunlich gelb, schleimig, klebrig	Nr. 6 Kalium sulfuricum Zur Ausscheidung: Nr. 10 Natrium sulfuricum
• brennend	Nr. 8 Natrium chloratum
• eitrig	Nr. 9 Natrium phosphoricum Nr. 11 Silicea Nr. 12 Calcium sulfuricum
• farblos, wässrig, glasig	Nr. 8 Natrium chloratum
• fettig	Nr. 9 Natrium phosphoricum
• grünlichgelb, wässrig	Nr. 10 Natrium sulfuricum
• honiggelb, rahmartig	Nr. 9 Natrium phosphoricum
• Hornstoff, als Hornhaut oder Platten auf der Oberfläche	Nr. 1 Calcium fluoratum
• bläulichrote Verfärbung	Nr. 10 Natrium sulfuricum
• unter der Hautoberfläche grün-lichgelb, bevor die Flüssigkeit aus-tritt	Nr. 10 Natrium sulfuricum

Anwendungen (Differenzierung)	Schüßler-Salze
• weiß oder weißgrau, wie Mehl	Nr. 4 Kalium chloratum
Hunger/Durst • diffuses Hungergefühl	Nr. 5 Kalium phosphoricum
• Heißhunger	Nr. 9 Natrium phosphoricum
• auf Alkohol	Nr. 7 Magnesium phosphoricum **Nr. 8 Natrium chloratum** Nr. 21 Zincum chloratum
• auf Essig	Nr. 2 Calcium phosphoricum
• auf fette Speisen/Sahne	Nr. 9 Natrium phosphoricum
• auf Fleisch	Nr. 2 Calcium phosphoricum
• auf Kaffee	Nr. 7 Magnesium phosphoricum
• auf Lakritz	Nr. 2 Calcium phosphoricum
• auf Schokolade	Nr. 7 Magnesium phosphoricum
• auf weiße Schokolade	Nr. 9 Natrium phosphoricum
• auf Kakao	Nr. 3 Ferrum phosphoricum Nr. 7 Magnesium phosphoricum
• auf Mehlspeisen	Nr. 9 Natrium phosphoricum
• auf Milch (-produkte)	Nr. 2 Calcium phosphoricum Nr. 4 Kalium chloratum Nr. 7 Magnesium phosphoricum
• auf Nikotin	Nr. 7 Magnesium phosphoricum
• auf Nüsse	Nr. 5 Kalium phosphoricum
• auf Pikantes, Geräuchertes	Nr. 2 Calcium phosphoricum
• auf Salz	Nr. 8 Natrium chloratum
• auf Saures	Nr. 9 Natrium phosphoricum
• auf Süßes	Nr. 9 Natrium phosphoricum
• auf stark gewürzte Speisen	Nr. 2 Calcium phosphoricum

Anwendungen (Differenzierung)	Schüßler-Salze
Ideenlosigkeit	Nr. 5 Kalium phosphoricum Nr. 12 Calcium sulfuricum
Isolation	Nr. 12 Calcium sulfuricum
jammern	Nr. 4 Kalium chloratum Nr. 8 Natrium chloratum
klammern (in der Beziehung)	Nr. 12 Calcium sulfuricum
Koliken	Nr. 7 Magnesium phosphoricum als „heiße Sieben" Nr. 20 Kalium-Aluminium sulfuricum
konfliktscheu	Nr. 11 Silicea
Kontrollverlust	Nr. 2 Calcium phosphoricum Nr. 8 Natrium chloratum
Kontrollzwang	Nr. 1 Calcium fluoratum Nr. 2 Calcium phosphoricum Nr. 8 Natrium chloratum Nr. 12 Calcium sulfuricum
Konzentration • Gedächtnis, Lern- und Denk- fähigkeit	Nr. 3 Ferrum phosphoricum **Nr. 5 Kalium phosphoricum** Nr. 6 Kalium sulfuricum Nr. 8 Natrium chloratum Nr. 10 Natrium sulfuricum
Kopfschmerzen • allgemein	Nr. 2 Calcium phosphoricum Nr. 3 Ferrum phosphoricum Nr. 5 Kalium phosphoricum Nr. 6 Kalium sulfuricum Nr. 7 Magnesium phosphoricum Nr. 8 Natrium chloratum Nr. 10 Natrium sulfuricum
• Migräne	Nr. 2 Calcium phosphoricum **Nr. 7 Magnesium phosphoricum** Nr. 14 Kalium bromatum
• Spannungskopfschmerz	Nr. 2 Calcium phosphoricum
• zusätzlich bei Verspannungen, Koliken, Muskelverkrampfungen	Nr. 7 Magnesium phosphoricum als „heiße Sieben"

Anwendungen (Differenzierung)	Schüßler-Salze
• als Folge bei geistiger Anstrengung	Nr. 5 Kalium phosphoricum Nr. 14 Kalium bromatum
• dumpf	Nr. 8 Natrium chloratum Nr. 10 Natrium sulfuricum
• klopfend, pochend	Nr. 3 Ferrum phosphoricum
• an der Schläfe	Nr. 11 Silicea
• zusätzlich, wenn chronisch	Nr. 19 Cuprum arsenisocum
• hinter der Stirn	Nr. 10 Natrium sulfuricum Nr. 11 Silicea
• zusätzlich: wenn beim Vorbeugen des Kopfes ein Druck auf die Augenhöhlen entsteht	Nr. 10 Natrium sulfuricum
• zusätzlich: wenn der Schmerz von den Ohren zu den Zähnen hin ausstrahlt	Nr. 2 Calcium phosphoricum Nr. 8 Natrium chloratum
Kreislaufschwäche	Nr. 2 Calcium phosphoricum Nr. 3 Ferrum phosphoricum **Nr. 5 Kalium phosphoricum** Nr. 7 Magnesium phosphoricum Nr. 8 Natrium chloratum
Krise	Nr. 1 Calcium fluoratum **Nr. 2 Calcium phosphoricum** Nr. 3 Ferrum phosphoricum **Nr. 5 Kalium phosphoricum** Nr. 7 Magnesium phosphoricum Nr. 8 Natrium chloratum Nr. 9 Natrium phosphoricum Nr. 11 Silicea
Lampenfieber	Nr. 7 Magnesium phosphoricum
launisch	Nr. 4 Kalium chloratum Nr. 7 Magnesium phosphoricum Nr. 9 Natrium phosphoricum Nr. 10 Natrium sulfuricum Nr. 15 Kalium jodatum

129

Anwendungen (Differenzierung)	Schüßler-Salze
Leugnung eigener Bedürfnisse	**Nr. 6 Kalium sulfuricum** Nr. 8 Natrium chloratum Nr. 10 Natrium sulfuricum Nr. 12 Calcium sulfuricum
loslassen	Nr. 1 Calcium fluoratum Nr. 2 Calcium phosphoricum Nr. 5 Kalium phosphoricum Nr. 8 Natrium chloratum **Nr. 10 Natrium sulfuricum** Nr. 12 Calcium sulfuricum
Lufthunger (ständiges Bedürfnis nach frischer Luft)	**Nr. 6 Kalium sulfuricum** Nr. 23 Natrium bicarbonicum
machtbesessen	**Nr. 1 Calcium fluoratum** Nr. 2 Calcium phosphoricum Nr. 7 Magnesium phosphoricum Nr. 8 Natrium chloratum Nr. 10 Natrium sulfuricum
Magen (Druckgefühl)	Nr. 6 Kalium sulfuricum Nr. 8 Natrium chloratum Nr. 10 Natrium sulfuricum
• Krämpfe (wegen Übersäuerung)	Nr. 7 Magnesium phosphoricum **Nr. 9 Natrium phosphoricum**
• nervöse Beschwerden	**Nr. 7 Magnesium phosphoricum** Nr. 8 Natrium chloratum Nr. 9 Natrium phosphoricum
Magensäure (Regulierung)	Nr. 4 Kalium chloratum Nr. 8 Natrium chloratum Nr. 23 Natrium bicarbonicum
Maßlosigkeit	Nr. 1 Calcium fluoratum Nr. 7 Magnesium phosphoricum Nr. 9 Natrium phosphoricum
menschenscheu	Nr. 2 Calcium phosphoricum
Milz (Stärkung bei Seitenstechen)	Nr. 5 Kalium phosphoricum Nr. 7 Magnesium phosphoricum Nr. 8 Natrium chloratum

Anwendungen (Differenzierung)	Schüßler-Salze
Misstrauen	Nr. 2 Calcium phosphoricum Nr. 7 Magnesium phosphoricum Nr. 10 Natrium sulfuricum Nr. 12 Calcium sulfuricum
missmutig	Nr. 7 Magnesium phosphoricum
Morgenmuffel	Nr. 7 Magnesium phosphoricum
Müdigkeit • antriebslos	Nr. 14 Kalium bromatum
• Auffrischung	Nr. 3 Ferrum phosphoricum Nr. 5 Kalium phosphoricum Nr. 8 Natrium chloratum
• beim Autofahren	Nr. 9 Natrium phosphoricum
• Müdigkeit durch Übersäuerung	Nr. 9 Natrium phosphoricum
• durch Sauerstoffmangel, vorwiegend am späten Nachmittag	**Nr. 3 Ferrum phosphoricum** **Nr. 6 Kalium sulfuricum** Nr. 10 Natrium sulfuricum
Mund • trocken	Nr. 8 Natrium chloratum
Mundgeruch, übel riechend	Nr. 5 Kalium phosphoricum
Mundschleimhaut • Stärkung	Nr. 3 Ferrum phosphoricum Nr. 4 Kalium chloratum Nr. 5 Kalium phosphoricum Nr. 6 Kalium sulfuricum Nr. 8 Natrium chloratum Nr. 10 Natrium sulfuricum Nr. 12 Calcium sulfuricum
Muskeln • vor Anstrengungen	Nr. 3 Ferrum phosphoricum
• Muskelkater	Nr. 6 Kalium sulfuricum Nr. 7 Magnesium phosphoricum Nr. 9 Natrium phosphoricum Nr. 10 Natrium sulfuricum Nr. 12 Calcium sulfuricum

Anwendungen (Differenzierung)	Schüßler-Salze
• Muskelkrämpfe	Nr. 2 Calcium phosphoricum Nr. 7 Magnesium phosphoricum
• Muskelschwäche	Nr. 2 Calcium phosphoricum Nr. 3 Ferrum phosphoricum **Nr. 5 Kalium phosphoricum** Nr. 6 Kalium sulfuricum Nr. 8 Natrium chloratum Nr. 10 Natrium sulfuricum
Mutlosigkeit	Nr. 5 Kalium phosphoricum
Nackenschmerzen	Nr. 2 Calcium phosphoricum Nr. 7 Magnesium phosphoricum Nr. 9 Natrium phosphoricum Nr. 11 Silicea
Nahrungsumstellung	Nr. 3 Ferrum phosphoricum Nr. 4 Kalium chloratum Nr. 5 Kalium phosphoricum Nr. 8 Natrium chloratum Nr. 9 Natrium phosphoricum Nr. 10 Natrium sulfuricum
Neid	Nr. 1 Calcium fluoratum Nr. 2 Calcium phosphoricum Nr. 8 Natrium chloratum **Nr. 10 Natrium sulfuricum**
Nerven • Stärkung	Nr. 2 Calcium phosphoricum Nr. 5 Kalium phosphoricum Nr. 7 Magnesium phosphoricum Nr. 8 Natrium chloratum Nr. 9 Natrium phosphoricum Nr. 11 Silicea Nr. 21 Zincum chloratum
• angegriffene Nerven	Nr. 5 Kalium phosphoricum
niedergedrückt	Nr. 5 Kalium phosphoricum
Passivität	Nr. 3 Ferrum phosphoricum Nr. 5 Kalium phosphoricum Nr. 8 Natrium chloratum

Anwendungen (Differenzierung)	Schüßler-Salze
Perfektionismus	Nr. 12 Calcium sulfuricum Nr. 24 Arsenum jodatum
resigniert	Nr. 8 Natrium chloratum
Rückenschmerzen, allgemein	Nr. 1 Calcium fluoratum Nr. 2 Calcium phosphoricum Nr. 3 Ferrum phosphoricum Nr. 8 Natrium chloratum Nr. 9 Natrium phosphoricum Nr. 11 Silicea Nr. 22 Calcium carbonicum
Schilddrüse (Regulierung)	Nr. 4 Kalium chloratum Nr. 7 Magnesium phosphoricum Nr. 14 Kalium bromatum **Nr. 15 Kalium jodatum**
Schlaf • Albträume	Nr. 2 Calcium phosphoricum Nr. 7 Magnesium phosphoricum Nr. 24 Arsenum jodatum
• Aufwachen nach Mitternacht	Nr. 2 Calcium phosphoricum Nr. 7 Magnesium phosphoricum Nr. 10 Natrium sulfuricum
• Einschlafstörungen	Nr. 7 Magnesium phosphoricum
• Durchschlafstörungen bei Harndrang	Nr. 8 Natrium chloratum Nr. 10 Natrium sulfuricum Nr. 16 Lithium chloratum
• Schlaflosigkeit, Gedankenkreisen	Nr. 5 Kalium phosphoricum Nr. 7 Magnesium phosphoricum
• Schlaflosigkeit bei Geräusch- empfindlichkeit	Nr. 2 Calcium phosphoricum Nr. 9 Natrium phosphoricum Nr. 11 Silicea
• Schlaflosigkeit im Alter	Nr. 2 Calcium phosphoricum Nr. 7 Magnesium phosphoricum Nr. 25 Aurum chloratum natronatum

Anwendungen (Differenzierung)	Schüßler-Salze
• Schlaflosigkeit bei innerer Unruhe	Nr. 7 Magnesium phosphoricum Nr. 14 Kalium bromatum Nr. 15 Kalium jodatum
• Schlaflosigkeit, nervös	Nr. 7 Magnesium phosphoricum Nr. 9 Natrium phosphoricum Nr. 11 Silicea
• Schlaflosigkeit trotz Ermüdung	Nr. 3 Ferrum phosphoricum Nr. 5 Kalium phosphoricum Nr. 8 Natrium chloratum
• Schlaflosigkeit bei Vollmond	Nr. 7 Magnesium phosphoricum Nr. 25 Aurum chloratum natronatum
• Angst einzuschlafen	Nr. 12 Calcium sulfuricum
• stundenlanges Wachliegen	Nr. 5 Kalium phosphoricum
• Grübeln während der Nacht	Nr. 5 Kalium phosphoricum
Schlappheit	Nr. 3 Ferrum phosphoricum Nr. 5 Kalium phosphoricum Nr. 8 Natrium chloratum
schutzlos	Nr. 1 Calcium fluoratum
Schwäche	Nr. 2 Calcium phosphoricum Nr. 3 Ferrum phosphoricum Nr. 5 Kalium phosphoricum Nr. 8 Natrium chloratum
Schweiß • Achselschweiß	Nr. 8 Natrium chloratum Nr. 9 Natrium phosphoricum **Nr. 11 Silicea**
• ätzend	Nr. 1 Calcium fluoratum Nr. 8 Natrium chloratum
• fettig	Nr. 9 Natrium phosphoricum
• hauptsächlich im Kopfbereich	Nr. 2 Calcium phosphoricum Nr. 22 Calcium carbonicum
• rein wässrig	Nr. 8 Natrium chloratum

Anwendungen (Differenzierung)	Schüßler-Salze
• sauer riechend	Nr. 9 Natrium phosphoricum Nr. 22 Calcium carbonicum Nr. 23 Natrium bicarbonicum
• Schweißausbruch	Nr. 2 Calcium phosphoricum Nr. 8 Natrium chloratum Nr. 13 Kalium arsenicosum Nr. 15 Kalium jodatum
• übel riechend	Nr. 5 Kalium phosphoricum
• unangenehmer Schweiß an Händen und Füßen – Schweißfuß	Nr. 9 Natrium phosphoricum Nr. 11 Silicea
• keine oder kaum Schweißbildung	Nr. 8 Natrium chloratum
Schwindel	Nr. 1 Calcium fluoratum Nr. 3 Ferrum phosphoricum Nr. 5 Kalium phosphoricum Nr. 8 Natrium chloratum
Schmerzen bei chronischen Schmerzen zusätzlich	**Nr. 3 Ferrum phosphoricum** Nr. 5 Kalium phosphoricum Nr. 7 Magnesium phosphoricum Nr. 21 Zincum chloratum
Schüchternheit	Nr. 2 Calcium phosphoricum
Schweregefühl	Nr. 10 Natrium sulfuricum
Selbstmitleid	Nr. 4 Kalium chloratum Nr. 7 Magnesium phosphoricum Nr. 8 Natrium chloratum
Sinnlosigkeit	Nr. 8 Natrium chloratum Nr. 25 Aurum chloratum natronatum
Sodbrennen • wenn das Brennen im Magen vermutet wird	Nr. 9 Natrium phosphoricum Nr. 23 Natrium bicarbonicum
• wenn das Brennen die Speiseröhre hochzieht	Nr. 8 Natrium chloratum

Anwendungen (Differenzierung)	Schüßler-Salze
Sucht (allgemein zur Begleitung)	Nr. 2 Calcium phosphoricum Nr. 5 Kalium phosphoricum **Nr. 7 Magnesium phosphoricum** Nr. 8 Natrium chloratum Nr. 9 Natrium phosphoricum Nr. 10 Natrium sulfuricum
Steifheit	Nr. 1 Calcium fluoratum
Stoffwechsel, zur Aktivierung	Nr. 3 Ferrum phosphoricum Nr. 5 Kalium phosphoricum Nr. 8 Natrium chloratum Nr. 9 Natrium phosphoricum Nr. 10 Natrium sulfuricum Nr. 21 Zincum chloratum Nr. 23 Natrium bicarbonbicum
Stress	Nr. 2 Calcium phosphoricum Nr. 5 Kalium phosphoricum **Nr. 7 Magnesium phosphoricum** Nr. 8 Natrium chloratum Nr. 9 Natrium phosphoricum Nr. 21 Zincum chloratum
theatralisch	Nr. 4 Kalium chloratum
Tränensack	Nr. 10 Natrium sulfuricum
Übelkeit	Nr. 3 Ferrum phosphoricum Nr. 5 Kalium phosphoricum Nr. 6 Kalium sulfuricum Nr. 8 Natrium chloratum Nr. 10 Natrium sulfuricum
• nach dem Essen	Nr. 5 Kalium phosphoricum **Nr. 6 Kalium sulfuricum**
• durch Hunger	Nr. 9 Natrium phosphoricum
• vor Aufregung	Nr. 6 Kalium sulfuricum Nr. 15 Kalium jodatum

Anwendungen (Differenzierung)	Schüßler-Salze
Überanstrengung • geistig – „psychisch"	Nr. 3 Ferrum phosphoricum **Nr. 5 Kalium phosphoricum** Nr. 6 Kalium sulfuricum Nr. 7 Magnesium phosphoricum Nr. 8 Natrium chloratum Nr. 14 Kalium bromatum
• körperlich – physisch	Nr. 2 Calcium phosphoricum **Nr. 3 Ferrum phosphoricum** **Nr. 5 Kalium phosphoricum** Nr. 7 Magnesium phosphoricum Nr. 8 Natrium chloratum
• wie zerschlagen	Nr. 10 Natrium sulfuricum
Überforderung	Nr. 5 Kalium phosphoricum
überlastet	Nr. 5 Kalium phosphoricum
Unentschlossenheit	Nr. 2 Calcium phosphoricum
ungeduldig	Nr. 7 Magnesium phosphoricum Nr. 10 Natrium sulfuricum
Unlust	Nr. 6 Kalium sulfuricum Nr. 10 Natrium sulfuricum
Unsicherheit	Nr. 2 Calcium phosphoricum Nr. 5 Kalium phosphoricum Nr. 8 Natrium chloratum Nr. 22 Calcium carbonicum
Untätigkeit	Nr. 5 Kalium phosphoricum
Unzufriedenheit	**Nr. 6 Kalium sulfuricum** Nr. 10 Natrium sulfuricum
Vergebung	Nr. 10 Natrium sulfuricum
Vereinsamung	Nr. 2 Calcium phosphoricum Nr. 5 Kalium phosphoricum Nr. 12 Calcium sulfuricum
Verschlossenheit	Nr. 2 Calcium phosphoricum Nr. 5 Kalium phosphoricum **Nr. 12 Calcium sulfuricum**

Anwendungen (Differenzierung)	Schüßler-Salze
Vertrauen	Nr. 2 Calcium phosphoricum
Völlegefühl	Nr. 6 Kalium sulfuricum
Vorwurfsvolle Haltung	Nr. 6 Kalium sulfuricum **Nr. 10 Natrium sulfuricum**
Wassereinlagerungen/Anschwellungen (Finger, Füße, Beine)	Nr. 4 Kalium chloratum Nr. 8 Natrium chloratum **Nr. 10 Natrium sulfuricum**
Wechseljahre, Stärkung	**Nr. 2 Calcium phosphoricum** Nr. 3 Ferrum phosphoricum Nr. 4 Kalium chloratum **Nr. 5 Kalium phosphoricum** **Nr. 7 Magnesium phosphoricum** **Nr. 8 Natrium chloratum** Nr. 9 Natrium phosphoricum Nr. 10 Natrium sulfuricum Nr. 21 Zincum chloratum Nr. 25 Aurum chloratum natronatum
Weinerlichkeit	Nr. 4 Kalium chloratum **Nr. 5 Kalium phosphoricum** Nr. 7 Magnesium phosphoricum
Wutanfälle	Nr. 2 Calcium phosphoricum Nr. 6 Kalium sulfuricum Nr. 7 Magnesium phosphoricum Nr. 10 Natrium sulfuricum
Zerrung	Nr. 1 Calcium fluoratum Nr. 2 Calcium phosphoricum Nr. 3 Ferrum phosphoricum Nr. 5 Kalium phosphoricum Nr. 8 Natrium chloratum Nr. 9 Natrium phosphoricum Nr. 11 Silicea
Zorn	Nr. 10 Natrium sulfuricum
Zunge • trocken	Nr. 8 Natrium chloratum

Anwendungen (Differenzierung)	Schüßler-Salze
Zungenbelag	
• goldgelb	Nr. 9 Natrium phosphoricum
• bräunlich gelb – schleimig	Nr. 6 Kalium sulfuricum
• dick – schleimig, weißlich	Nr. 4 Kalium chloratum
• grünlich gelb – schmutzig	Nr. 10 Natrium sulfuricum
• weiß/weißgrau – nicht schleimig	Nr. 4 Kalium chloratum
• wie mit flüssigem Senf bestrichen	Nr. 5 Kalium phosphoricum
• an den Rändern der Zunge Speichelbläschen	Nr. 8 Natrium chloratum

Von den Autorinnen ist bereits erschienen:

Müller-Frahling, M.: *Im-Puls des Lebens. Mineralstoffe nach Schüßler.* Lingen Verlag, Köln, 14. Auflage 2010
Müller-Frahling, M., Kasperzik, B.: *Biochemie nach Dr. Schüßler, Grundlagen, Praxis, Antlitzanalyse.* Deutscher Apotheker Verlag, Stuttgart 2007
Müller-Frahling, M., Kasperzik, B.: *Ergänzungsmittel der Biochemie nach Dr. Schüßler.* Deutscher Apotheker Verlag, Stuttgart 2008
Müller-Frahling, M.: *Schüßler-Salze für seelisches Wohlbefinden.* Lingen Verlag, Köln, 3. Auflage 2010
Müller-Frahling, Margit: mindCards: *Schüßler-Salze. Basismittel.* Deutscher Apotheker Verlag, Stuttgart 2009
Müller-Frahling, Margit: mindCards: *Schüßler-Salze. Ergänzungsmittel.* Deutscher Apotheker Verlag, Stuttgart 2010
Müller-Frahling, Margit: *Fachhörbuch: Schüßler-Salze aus der Apotheke.* Deutscher Apotheker Verlag, Stuttgart 2009

Beatrix Schulte: *Pilgern. Ein Wegbegleiter.* Lingen Verlag, Köln 2010
Beatrix Schulte: *Lass es einfach sein.* Sheema Medien Verlag, Wasserburg/Inn 2010

Weitere Literaturempfehlungen
Rüdiger Dahlke: *Das große Buch der ganzheitlichen Therapien.* Integral Verlag, München 2007
Johannes Hebebrand: *Irrtum Übergewicht.* Zabert Sandmann, Gütersloh 2008
Byron Katie: *Lieben, was ist.* Wilhelm Goldmann Verlag, Arkana, München 2002
Charlotte Christiane Oeste: *Lass es einfach hinter dir!* Sheema Medien Verlag, Wasserburg/Inn 2008
Marshall B. Rosenberg: *Gewaltfreie Kommunikation.* Junfermannsche Verlagsbuchhandlung, Paderborn 2001
Reinhard K. Sprenger: *Die Entscheidung liegt bei Dir!* Campus Verlag, Frankfurt/New York 2004

European Institute for Biochemistry of Dr. Schüßler (EBS)
Deutschland:
Institut für Biochemie nach Dr. Schüßler (D)
Leitung: Margit Müller-Frahling
Untere Kampstr. 23, D-59846 Sundern
www.institut-fuer-biochemie.de
info@institut-fuer-biochemie.de

Niederlande:
Instituut voor Celzouttherapie
Leitung: Lysbeth Mulder
Stille Wille 123, NL-5091wd Middelbeers
www.celzouten.nl
info@celzouten.nl

Schweiz:
Institut für Biochemie nach Dr. Schüßler (CH)
Leitung: Jo Marty
Sonnenbergstrasse 11, CH-8610 Ulster
Tel.: 0041(0)449059988
Fax: 0041(0)449059989
www. bmo.ch
jm@bmo.ch

Biochemischer Bund Deutschlands e.V.
In der Kuhtrift, 18, D-41541 Dormagen
www.biochemie-net.de
biochemie@bbdnet.de

Margit Müller-Frahling

Die Autorin ist Referentin, Ausbilderin und Fachjournalistin im Themenbereich „Biochemie nach Dr. Schüßler". Nach ihrem Magister-Studium war sie zunächst in Betrieben und als Lehrkraft an einer Fachhochschule tätig. Mit Hilfe der Mineralstoffe nach Dr. Schüßler konnte sie krampfartige Zustände vollständig überwinden, die ihre Lebensqualität über Jahre maßgeblich eingeschränkt hatten. Seit diesem Zeitpunkt beschäftigt sie sich mit den Mineralstoffen nach Dr. Schüßler. Sie gibt Ausbildungskurse zur „Mineralstoffberatung nach Dr. Schüßler", hält Vorträge und Seminare im In- und Ausland. Darüber hinaus interessiert sie sich seit Jahren für ganzheitliche, natürliche Heilweisen und Gesundheitspflege und hat in den Bereichen Ernährungsberatung und Psychologie/Psychotherapie weitere Ausbildungen abgeschlossen. Sie ist Vorsitzende des „Frauennetzwerk Gesundheit Hochsauerland".

Kontaktadresse:
Margit Müller-Frahling
Institut für Biochemie nach Dr. Schüßler
Vorträge, Schulungen, Seminare, Ausbildungskurse
Untere Kampstr. 23
D-59846 Sundern

Tel.: 0049/2933/79710
Fax: 0049/2933/79711

Web: www.institut-fuer-biochemie.de
Email: info@institut-fuer-biochemie.de

Beatrix Schulte

Die Autorin ist Philosophin (M.A.), Coach und Persönlichkeitstrainerin. Sie arbeitete als Lektorin in einem Kölner Verlag, bevor Sie sich zur NLP-Trainerin (dvnlp) und Mediatorin weiterbildete. 2006 nahm sie an der „School" von Byron Katie teil und machte „The Work" zu ihrer bevorzugten Coachingmethode. Im gleichen Jahr legte sie in Dortmund die Prüfung zur Heilpraktikerin für Psychotherapie (hpg) ab. Seit 2008 befindet sie sich in der Ausbildung zum Releasing-Coach. 2010 beendete sie die Ausbildung zur Pilgerbegleiterin in Österreich und ging danach auf der Via de la Plata zum Grab des Apostels Jakobus in Santiago de Compostela. 2010 erschien ihr Buch „Pilgern. Ein Wegbegleiter" im Lingen Verlag, Köln und „Lass es einfach sein" im Sheema Medien Verlag, Wasserburg/Inn.

beatrix_schulte@web.de

Impressum

© 2011 Helmut Lingen Verlag GmbH & Co. KG,
Opladener Str. 8, 50679 Köln
Titelfoto: Thinkstock
Printed in Germany
Alle Rechte vorbehalten

Alle Informationen in diesem Buch sind von den Autorinnen, Lektorat und Verlag sorgfältig erwogen und geprüft worden. Eine Haftung der Autorinnen, des Verlages, der von ihm beauftragten Fachlektoren und des Handels für etwaige Personen-, Sach- und Vermögensschäden, die sich aus dem Gebrauch dieses Buches ergeben, ist ausgeschlossen.

113700/3